HOW TO LiiiiiVE

Die《ダイ》革命

WITH MEDICAL INNOVATION

医療完成時代の生き方

奥 真也
Oku Shinya

大和書房

はじめに

あなたは死を意識しなくなる

あと数年です。

おそらくあと数年で、医療は完成期へと入っていきます。

あなたにとって「生きるか死ぬか」はもはや大きなテーマではなくなり、長い長い健康寿命をどう活用すべきか、「どう生きるべきか」に置き換わっていくことになるでしょう。

生きたい放題。

死ぬことを考えずに生きる、そういう時代がもう目の前に来ています。

ここに来て医療技術は急激な進歩を見せています。あなたもよくご存じの、iPS細胞を利用して臓器をつくり出す再生医療や、AI医師の登場だけではありません。**診断、手術、創薬、医療機器、救命救急、予防……これらあらゆる分野で医療は次のステージへ昇ろうとしています。**

そして、それぞれの要素が次のステージに昇るとき、相乗効果によって医療全体が人間の想像も及ばなかった高みに至るのです。

本書では、まず、これらの現況についてお伝えしたいと思います。

人生において、志半ばで死を迎えてしまうこと――これは、人類が解決すべき大きな課題でした。医学は長いあいだ、さまざまな致死的な病気を克服できず、対症療法で命をわずかなあいだ永らえることができているだけでした。

ところが、20世紀後半から21世紀初頭にかけての医学の急激な発達は質量ともに目覚ましく、状況は画期的に変わりました。そのことは後の本論で詳細に述べたいと思います。

そして急速な発達を続ける現代の医学は、死に至る病を着実に駆逐してきました。20世紀までには、人間が一生を終える「とどめ」になっていた病気が次から次へと克服されました。

このまま医学が完成していけば、死の脅威をもたらす病気はほとんどすべて姿を消してしまうでしょう。

「不死時代」の到来——これから、人間と死の関係は大きく変わろうとしているのです。

そうした変化は、もちろん人類の叡智《えいち》がもたらした素晴らしい恩恵といえるのですが、そこには気をつけなければいけない重要なポイントがあります。

それは、「不死時代」をどう生きるかによって人生のストーリーががらっと変わってしまうということです。

あなたは、死なないことは無条件で嬉しい、と言えるでしょうか。

きれいさっぱり死ねるならまだしも、心身が満足に働かない状態でこの先何十年も「まだ死ねない」という事態になったとして、あなたは耐えられるでしょうか。

これからの医療が〝もたらしてしまう〟不死時代では、「前向きな不死」と「後ろ向きの不死」が混在することになります。

簡単に言ってしまうと、後ろ向きの不死は、我々人類が有史以来経験してきた死の概念を超えた、大変つらいものであるだろうということ。

そして、後ろ向きの不死と前向きな不死とを隔てる「差」は、実は意外なほどにほんのわずかなもので、いくつかのことを守ってさえいれば「前向きな不死」を得ることができる。この前向きな不死を得ることができれば、私たちは真の意味の「不死時代」の恩恵を享受できるようになるのです。

死ぬことには心身ともにパワーが要ります。いったん後ろ向きの不死、あえて嫌な言葉を使うならば、**「リビングデッド（living dead）」**に陥ってしまうと、人生のストーリーが希望しない方向に変わるだけでなく、自らの命を終えることさえ困難になります。だからこそ、不死時代に生きるからには、前向きな不死を手に入れなくてはならないと、私は強く思うのです。

少しだけ、私自身の話をします。なぜ他の医師ではなく、私がこの本を書いているのか。

私は東京大学医学部附属病院の医師として長く臨床医をやっていましたが、現在は医療関連のビジネスに携わっており、病院では働いていません。ここに至るまで、大学病院、市中病院、大学の複数の研究室、海外の医学研究所、製薬会社、医療系コンサルティング会社、医療機器会社、と医療業界を網羅的に渡り歩いてきました。

だからこそ、特定の分野に肩入れしすぎてバランスを失うことなく、現代の医学がどのように発達してきて、どのくらい完成しているか、また、どの分野が立ち後れていて、どの分野に急速な進歩が起こっているか、などを公平に見ることができるポジションにいます。

病院では長くどっぷりと臨床の現場にいました。「放射線科」という、病院中の画像診断を担う部門にいたので、幅広い分野の臨床現場に対する土地勘や知識を持てたことは大きな経験だったと思います。

やがて飛び込んだビジネスの世界では、新しい薬剤や医療機器、医療サービスなど、医学・医療の発展の最前線で仕事をしてきたので、多くの技術に接し、本物の技術を目利きする一定の能力は備わっているかと思います。

そのような自身の知識や経験を総動員して、医学・医療に対する巨視的で多角的な観察のもとに、「不死時代」の果実を手にするための処方箋を示していきたいのです。

もう一つ、重要なこと。それは、今後来ると予想されている「人生多毛作」時代の実践です。これを余儀なくされてきたのが、他ならぬ私自身でした。一度しかない人生、一種類しか選べない一生の仕事……そう考えて選択してきたはずの自分の人生の行路ですが、思いがけない要因で、時に挫折し、時に翻弄されてきました。

20代後半、医学部を卒業して前途洋々のつもりだった私は、不安に取りつかれて、人生という道をまっすぐ歩けなくなりました。その期間は後で振り返るとせいぜい2、3年でしたが、永遠とも思える長いトンネルのようでした。

そのときの私を救ってくれたのは人生を通しての趣味となる囲碁だったのですが、それはともかく、つらい日々がのしかかり、描いていた通りのキャリアを進むことはできなかったのです。

私は自分に可能な道を丹念に選びなおし、スタートは遅れたけれど、医学研究者の端くれとして歩み直しました。

時は移り、50歳手前。私は福島県の大学で、地域振興のために医療機器を開発するプロジェクトを担う大学教授として、残りの時間を捧げるつもりでした。ところが運命の悪戯《いたずら》で、あの震災によって一転します。その顛末《てんまつ》は後で述べますが、私は追われるように大学を辞め50歳で無職になりました。熟慮した結果、私は多くない選択肢のなかから製薬、医療機器関連の仕事を新たに始めることを選んだのでした。

それからとて、道はまったく平坦ではありませんでしたが、私の人生二毛作、三毛作はいまも続いています。そして、少なくともそれを心から楽しめていると思います。

本書では、医学が最近の激変によって現在どのような状況なのかを詳しくお話ししますが、**誰もが「不死時代の恩恵」を享受するためのゴールデンチケットについても、詳細に、わかりやすく解説したいと思っています。**健康であり続けるために私たちが気をつけるべきことも、過去の常識とは全く変わってきます。むしろ、その逆であることさえ珍しくありません。

そのうえで、特に、「不死時代」の恩恵を最大に受けるためには、自己実現を目指すだけでなく、「利他」という軸を持つべきであることをお伝えしたいと思います。

なお、本書は働き盛りのビジネスパーソンを主な読者に想定しています。「さあこれから!」という人生の途中でリビングデッドになってほしくないという思いからです。

そのために、私の高校の同級生で、いまはマーケティング界の最先端で活躍している小霜《こしも》和也君に、現在および未来のビジネスの視点で監修を頼みました。

彼は内閣府政府広報室のアドバイザーでもあり、大局的にも現場的にも民間ビジネス環境を正しくとらえる鋭い視点を持っています。私の思考に陥穽《かんせい》がないか徹底的に見てもらい、ビジネスパーソンの気持ちや状況との間に乖離《かいり》はないかなど、一介の医者の独り善がりな主張になってないか、思考を深めるための強力な助っ人となってくれました。

それでは、私たちにとっての「不死時代」の真の意味を一緒に考えていきましょう。

Die革命——目次

［はじめに］あなたは死を意識しなくなる　003

［序章］もしもあなたが……　020

第1章▼医療の完成は山の9合目

人類の歴史は病気とのたたかいの歴史だった　032
あらゆる病気が克服され始めている　035
がん死亡率はやがてゼロになる　037
世界が注目するチェックポイント阻害剤　039
がんを完封する時代がやってくる　041
病気の9割は治らない　045
「不慮の死」は激減している　048
昭和の50代と現代の50代　053
医療の完成度は、すでに9合目　056

第2章 病気のラスボスたち

医療の完成は「9合目」であって「9割」ではない 060
最後の1合に残った「3つの病気」 062
症例が少ないと研究が後回しにされがち 064
難病治療に解決を与えた制度 066
「死のボーダーライン」を越えやすい病気 069
最後の1合の課題は医療技術だけではない 071
医療を取り巻く制度にも課題がある 072
これからの民間医療保険の存在意義 076

第3章 もうすぐ「死」は死語になる

テクノロジーが可能にする最後の1合への挑戦 080
ロボットは人間の代わりではなく「人間以上」 081
介護ロボット、分身ロボットとの共生 083
XRでは、アバターの可用性は無限大 086
ビッグデータ×AIで変わる創薬の方法 087

ゲノム編集と長寿ビジネスの最前線　091
テクノロジーはどのように応用されていくか　093

第4章▼予防、診断、治療、その全部

天下の東大病院の誤診率　098
ＡＩ診断が人間を凌駕する　102
もう使われ始めている診断テクノロジー　105
ほとんどの医師がいなくなる世界　117
医療情報のセキュリティ確保にブロックチェーン　121
「患者力」の大切さ　124
遠隔医療のテクノロジー　126
臓器はすべて交換できるようになる？　129
可能性のある臓器代替　132
脳の代替はあり得るのか　150
結局、人間のカラダは何歳までもつのか　153
外科手術におけるロボットの導入　155
手術から低侵襲医療へ　157

目次

iPSの現状と今後　160
スーパーコンピュータが実現する先制医療　162
ナノ医療ロボットで体内から治療する世界はくるか？　164
「治さない」けれど治療する　166
情報も薬になる　168
いま注目される「予防」の大切さ　169
予防ビジネスへの投資は過去最大　172
民間データによる予防　173
21世紀はウェアラブルの時代　177
精神疾患、あるいは「脳」について　183
「うつ病」は社会の問題として解決したい　185
インフォームド・コンセント過剰社会　187
医療イノベーションの最終ゴールとは　191
「奥君」について――小霜和也　194

第5章▼「リビングデッド」の処方箋

意図せざる私の経歴　202
どこが人生の折り返し地点なのか　206
「不死時代」に入るまえに、いまやるべきこと　208
多病息災を楽しむ　211
定期的に診察を受ける　213
臓器を節約する　215
歯磨き大事　218
少しくらい肥満でもいい　220
バランスの良い食事は必要ない!?　224
運動はほどほどに　227
認知症予防についてのエビデンス　230
「よいこと」は迷う必要もなく受け入れる　232

第6章 「利己的な自分」からの解放

カラダの健康は、しょせん手段に過ぎない 238
ココロは不死時代についていけるか 240
死のタイミングを選べれば、それはもう「死ではない」 242
アイデンティティの再構築が必要 246
これからの生存戦略 250
人間は孤立には耐えられない 252
孤立の医学的問題点 254
アクティライフ 255
豊かな人生を取り戻すために 260

[おわりに] 死ぬことを忘れるからこそ 266

過去60年の主な医療イノベーション

1960年	カテーテルによる治療	スウェーデンの放射線科医セルジンガーが開発したカテーテル技術を用い、脳動静脈奇形の治療を実施した。その後、脳、肝臓、心血管系など多種の臓器に対する応用がなされ、手術によらない低侵襲治療の劫初となった。
1970年代	CTの発明	英国の物理学者ゴッドリー・ハウンスフィールドと米の物理学者アラン・コーマックによって発明され、以後急速に広がり、現代医学の重要な存在になった。
	MRIの発明	米国の化学者ポール・ラウターバーと英国の物理学者ピーター・マンスフィールドによる。CTとは長短所が異なり、補い合う。
	PETの発明	CTやMRが主に病気を形から判断する形態画像なのに対し、代謝やがん細胞の活発度などの生理的な情報を画像化できる。
1973年	スタチンの発見	遠藤章博士により血中コレステロールを低下させるメバスタチンが発見される。その後、大規模臨床試験を用いた開発を経て、2000年代にストロング（高機能）スタチンとしてロスバスタチン等が発売されブロックバスター（大成功薬）になる。
1985年	エイズ治療薬の発明	米国NIH所属の満屋裕明博士により世界初のエイズ治療薬が発明される。
1987年	腹腔鏡・内視鏡手術の開発	仏国のフィリップ・ムレ医師らが腹腔鏡を用いた胆嚢摘出術を初めておこなった。身体への負担が少ないため術後の回復は早く、急速に広まっていった。
1990年	補助人工心臓の開発	1963年に東大で補助人工心臓の臨床応用が開始されて30年弱、日本初の埋め込み型補助人工心臓の製造販売が承認された。以降も、さまざまな型の補助人工心臓開発が進む。

1991年	EBMの提唱	米国のゴードン・ギヤット博士により、根拠に基づく医療（EBM）という概念が提唱され、以降、現代医療の基本方針となる。
1998年	分子標的薬の開発	米国で乳がんに対する世界初の分子標的薬ハーセプチンが開発された。分子標的薬は、がん細胞の増殖に直接関わる分子を狙って攻撃し、増殖を抑える。効果を事前に判定するコンパニオン診断技術と合わせ、個別化医療への道が拓けた。
2000年	ロボット支援手術の開始	米国の軍事用開発技術から民間利用に転用された。FDA承認を受けた手術用ロボットは、その後手術の世界を大きく変えることになる。
2001年	ヒトゲノムの解読	ヒトゲノム情報の全配列の解読がなされる。1980年代に開発された遺伝子増幅技術（PCR）が寄与している。
2006年	iPS細胞（人工多能性幹細胞）の開発	山中伸弥博士により開発された。多種の細胞に分化できる能力と自己増殖を繰り返せる長所を兼ね備え、臓器再生の成就に大きく踏み出した。
2010年代	チェックポイント阻害剤	がん細胞が人間の免疫機能をすり抜ける仕組みを遮断する新しい考え方の薬。すべてのがんに有効なわけではないが、がん治療へのアプローチを劇的に変えた。
	AIの導入と一般化	AI、deep learningが実用レベルに達し、医療の世界に用いられるようになった。2010年代後半には画像診断などから医療AIの実装が開始され、さらに各病院レベルのPCでも独自の医療AI開発が比較的手軽にできる時代に突入。

序章　もしもあなたが……

あなたは飲料メーカーに勤めています。おそらく読者の多くはそうではないでしょうが、そういう設定とさせてください。

40代まで実直に成果を出してきた働きぶりが認められ、あなたはある大型新製品のブランドマネージャーに大抜擢《ばってき》されました。

これは上層部からあなたへの力試しという意図もあります。うまくクリアできれば地方か海外の支社長を数年務めた後、部長といった肩書で本社に戻るコースが待っています。

飲料業界には「千三つ」という言葉があります。

新製品を千種類発売して三つ当たれば上出来、といった意味合いですが、コンビニの棚を競合製品に奪われないよう飲料メーカーは常に新製品を出し続けなければいけません

（このあたりは小霜君から聞きました）。

しかし、この製品は5年、10年と棚に置き続けられることを狙った本気の大型製品です。予算も大きく、商品開発のコンセプトから発売後のマーケティング戦略まで、あなたがやるべきことはたくさんあります。

どうしても成功させなければいけません。

万全の体調で挑むため、あなたは人間ドックに行こうと思いつきました。

いろんな検査をし、少し不安になりつつも、結果はオールA。メンタル的にもさらに前向きになり、新しいステージへと突き進んでいくこととなりました。

半年後。

製品コンセプトも固まり、開発チームから試作品がいろいろ届くようになり、広告代理店へのオリエンテーションも始めました。

数か月後にはこの製品が全国の店頭にズラッと並ぶはずです。

いよいよこれからが本番です。

ところが「何となく」体調が思わしくない。

食欲がなく、胃のあたりや背中が重たい。

単なる疲労だろうと自分に言い聞かせながら放置していたのですが、じわじわ悪化しているような気もする。

あなたは近くの診療所に行きました。

そこではやはり「過労でしょう」と言われ、「やっぱりな」と思いました。

ただ、その先生は、ひと仕切り考えたあとで、「念のため大きな病院で診てもらいましょうか」と言い、紹介状をくれました。

大きな病気が潜んでいる可能性もゼロではありませんから。

もしかするとその先生は経験から危険信号を察知していたのかもしれません。

疑いを晴らすためにあなたは紹介された大病院に行きました。

大病院の専門医はまたしても「念のため」と言いながら、血液検査、尿検査に加え、CT（コンピュータ断層撮影）画像検査まで検査リストに加えました。

あなたはCTスキャンを受けながら、「まさかな」という不安に襲われます。

そしてその不安は、予想を超えた結果となりました。

体調不良の原因は膵臓《すいぞう》がんでした。

膵臓がんは人間ドックを受診した段階で発生していました。

が、そこで見落としがありました。

膵臓は腫瘍《しゅよう》を見つけるのが非常に困難な場所で、人間技の限界ともいえましょう。このわずかな画像の乱れを看過したからといって、人間ドックの読影医を責めるわけにはいきません。

そして、あなたはさらに病院でPET（陽電子放出断層撮影）検査を受けることになります。全身にどのくらい転移しているかを調べる検査です。

やはり遠隔転移がありました。

ただ、2か所だけ。

もしこれが他の進行の遅いがんであれば、最初にできたがん（原発と呼びます）と転移したがんを手術で切除し、しばらく様子を見るという選択肢もあったかもしれません。

しかし膵臓がんはそのような局所治療をしても、すぐに多発する可能性が高いがんです。

しかも、あなたのがんは周囲の臓器とごちゃごちゃに入り組んでしまっていて切除が非常に難しく、主治医はカンファレンスで聞いた他の医師の意見も取り入れ、結論として抗がん剤治療を勧めました。

次の日出社して、あなたは上長にその話を伝えました。

そして、ブランドマネージャーを途中降板することとなりました。

数日後から病院で抗がん剤治療入院が始まります。

余命をどれだけ延ばせるか、それがあなたに残された人生の目標となりました。


……残念ながらこういったことが今までの医療の限界でした。

希望に溢れ気力充実の人たちが思いもよらない病気により、希望に満ちていた人生のストーリーを捨てざるを得ない、そんな悲劇が日本中のあちこちで見られました。


しかし、もし運良く、あなたのがんの発生が「もう少し先」だったらどうなっていたでしょうか。


あなたは飲料メーカーに勤めています。

40代まで実直に成果を出してきた働きぶりが認められ、ある大型新製品のブランドマネージャーに大抜擢されました。

この製品は社運をかけた本気の大型製品です。商品開発のコンセプトから発売後のマーケティング戦略まで、あなたがやるべきことはたくさんあります。

万全の体調で挑むために、あなたは人間ドックに行こうと思いつきました。

その人間ドックではCT画像の読影にAI（人工知能）を導入していました。

人間なら見落としているところですが、AIはあなたの膵臓に腫瘍の兆候を発見しました。

その人間ドックからの紹介状を持って、がん専門病院に行きました。

早期発見もあってか、PET検査で遠隔転移は見つかりませんでした。

そして、ロボットによる手術で膵臓の原発巣は切除されました。

入院期間は1週間程度。

病室でノートPCによるやり取りなどをして、仕事にさほど大きな影響は与えずにすみました。

あなたは退院するや職場に復帰します。

ただ、がんに「完治」という言葉はありません。

発見できない小さな腫瘍細胞がすでに転移して、身体のどこかに潜んでいるかもしれないからです。

あなたは、膵臓がん関連の常時フォローアップを自動的におこなうオプションをウェアラブル端末にセットし、それに加えて、3か月おきに定期CT検査を受けることになりました。


2年後。

遠隔転移が見つかりました。

しかも何か所かに多発していました。

主治医は抗がん剤ではなく、免疫治療を提案します。

免疫チェックポイント阻害という手法はもとは限られた種類のがんにしか効果がありませんでしたが、その後の薬の改良や組み合わせ療法の進化で、いろいろながんに有効性が広がっていました。

治療は毎週1回通院して注射を打つだけです。

そのくらいならば、仕事に大きな影響もありません。

あなたはこの病気とうまく付き合いながら、仕事に邁進《まいしん》しようと決めました。その姿勢に共鳴した他のスタッフの努力もあり、新製品の上市は見事な成功を収めました。

大きな勲章と充実感を得たあなたは、人生の新たなステージに挑戦したくなってきました。ブランドマネージャーの仕事を通じ、ビジネスを総合的にコントロールすることに楽しさを感じるようになっていたのです。

あなたは経営コンサルタントの道に進むため、会社を退職し、経営学の勉強を始めました。目の前にはまだ数十年以上の人生が待ち構えています。

その前途をさらに充実させるために、あなたはこれまでになく濃密な毎日を送るようになりました。

……あと少しです。

幾何級数的にという表現がふさわしいほど、ここにきて医療は急激な進歩を見せています。

私は臨床医時代、前途洋々たる人生を歩んでいた人たちが志半ばでリタイアせざるを得ない、そんな場面をいくつも目にしてきました。

最初に東大病院のがん病棟で受け持った患者のひとりは、40代半ばの芸術家でした。同世代の銀行員の方もいました。彼らが、彼らの望むように復職することは叶《かな》いませんでした。

これからは、そんな場面が日本中から極度に減っていくはずです。私はそのことを心から喜んでいます。

上記の登場人物のように、人の行く道を妨げるものは常に「健康問題」でした。

しかしもう、これからそういう気遣いは必要なくなると言ってもいいでしょう。

この本では、その根拠となる医学的事実を第1～4章に示します。

そして、私の願いは、医療の進歩から得られる長い人生を、無為に生きるだけではなく、皆さんに存分に活躍していただきたいというものです。

そのために気をつけるべきことを第5～6章に示しました。

リンダ・グラットン博士が『LIFE SHIFT（ライフシフト）』で人生100年時代を提示しましたね。

『ライフシフト』は、100年人間が死ねなくなる時代の生き方を論述しています。

100年生きる時代において、それを前提とした人生のマルチステージ化や、その100年をもたせるためのお金のポートフォリオ戦略などについて論を展開していて、これからの時代の哲学啓発書ともいうべき位置づけのものだと思っています。

しかし、『ライフシフト』を読んでも、現代の日本の医療環境において、どう医療と接し、どう生きるべきかについての答えはわかりません。私はその意味で、ライフシフトの医療的な実践本ともなり、またアンチテーゼでありたいとの思いもあってこの本を書いています。

「人生100年時代」は重要なキーワードとして広く伝わっていますが、私の目にはどうにも人生100年時代を歓迎している人が少ないように見えます。

おそらくそれは、老後が長くなる、あるいは希望もなく生きる時間がただ延びる、そのような印象を受けた人が多いからではないでしょうか。

間違っています。

あなたは人生のあらゆる段階で輝きながら活躍し続けることができます。

この本で私は、あなたとそのことを喜び合いたいと思うのです。

第1章

医療の完成は山の9合目

人類の歴史は病気とのたたかいの歴史だった

人間が生きていると、さまざまな病気に遭遇します。人生は病気とのたたかいの連続といってもよいかもしれません。

自分自身が病気になるだけでなく、配偶者や子ども、親、きょうだい、友人……身近なさまざまな人が病気になり、克服してまた元通り走り出します。

「病気なんてなくなればいいのに……」その思いは誰も共通のものです。

平穏にすごしていた日々に突然割って入るがん患者としての生活。入学試験の前の日のインフルエンザの急襲。幸せの絶頂の裏に忍び寄る糖尿病の影……。病気によって人生の予定が狂わされた経験を持つ方はたくさんいらっしゃるでしょう。

でも、その状況は大きく変わろうとしています。

病気では人が死なない時代、「不死時代」がやってこようとしているのです。

にわかには信じられない、という人もいるかもしれません。いまも自分の周囲では病気で亡くなる人が少なくないぞ。先週も親戚の葬式に参列したばかりなのに、なんてことを言い出すんだコイツは。急にそれがなくなるなんて……と。

「不死時代」の訪れは、決して急激な変化によるものではありません。長い年月をかけて、徐々に積み上げられてきた結果として起こるものです。

そのことを理解いただくために、まずは人の寿命の変遷について振り返ってみましょう。というのも、**平均寿命の変化は、病気の克服の歴史をおおむね正確に表している**からです。

結核や肺炎にさえまったく太刀《たち》打ちできなかった18世紀には、人間の寿命は35歳にすぎなかったといわれています。

もちろん、織田信長がよく「人間五十年」を引き合いに出したといわれるように、50歳まで生きるケースは当時からあったはずです。また、平均寿命に大きな負のインパクトを与える乳児死亡率が高かったため、そこは割り引くべきではありますが、それにしても、当時の平均寿命は現代とは大きく様相が異なっていました。

では、平均寿命が50歳を超えたのはいつのことか。日本人の平均寿命が50年を超えたのは、実は意外なほど最近のことです。

厚生省（当時）の統計によると、1935年に誕生した男児、女児の0歳平均余命（この「0歳平均余命」が俗に平均寿命と呼ばれています）は50歳未満。1947年は男児が50・1歳、女児が54・0歳です。つまり、平均寿命が初めて50歳を超えたのは、終戦直後あたりのことなのです。

当時は、病気にかかると「安静にする」「水分を摂る」「温かくする」や、汎用的な薬によるごく原始的な対症療法が医療の中心であるような時代でしたが、その後、高度経済成長に同期するように、医療は画期的に進化します。ペニシリンなどの抗生物質の普及による結核の克服や、集団検診の制度導入が次々と実現されたのはこの時期です。

後から振り返ると、このときの医療の進歩は、言ってみれば初期医療イノベーションと呼べる段階だったと思います。このイノベーション以降、元気だった人が風邪をこじらせて肺炎にかかり、あれよあれよという間に死んでしまう、ということが基本的になくなったわけです。

医療という道具を用いたことで病気とのたたかいにある程度の勝ち目が出てきたのは、

この抗生物質が実用化された段階からと考えてよいと思います。かつてのペストやコレラ、時代が下って近代の結核のような、死の病の代表格であった感染症による死亡を激減させたからです。その出現がまさに画期的なできごとだったのです。

あらゆる病気が克服され始めている

こうした手がかりを得て、医療は病気の克服をさらに進めていきます。脳出血、脳梗塞もそう。狭心症、心筋梗塞もそうです。

後で詳しく触れますが、**エイズだってそのひとつです**。1980年代には、不治の病として世界中に衝撃を与えましたが、現時点では堂々と「手に負える」病気に数えることができるようになっています（フレディ・マーキュリーのエイズ罹患《りかん》がもう少し遅ければ、私は『ボヘミアン・ラプソディ』に涙することもなかったはずです）。

大きく報道されるものもあれば、そうでないものもあるため、皆さんにとってはあまり実感がないかもしれませんが、医療は人類を脅《おびや》かすさまざまな病気をひとつずつ確実に克服してきているわけです。

このような状況を経て、

現在は医療がロケット級の進歩を遂げつつあります。

派手に報道をにぎわせるものもあれば、目立たない進歩もまた多くありますが、たとえば、かつては不可能であった超低出生体重児（俗にいう超未熟児）を無事育てることもできるようになってきています（2014年に国内で300グラム未満の成育例が報告されています）。

タミフル、イナビルなど抗ウイルス薬によるインフルエンザに対する強力な治療効果などもそうでしょう。2018年には、一回飲むだけでウイルスの増殖を抑えられるゾフルーザという進化した薬も世に出ました。

あるいは、精子が少ないなど不利なコンディションの男女も子どもを望めるようになった不妊治療などもそのひとつです。

派手さはないものの、皆さんに身近なところでしっかりとした成果を上げている例としては、新世代抗アレルギー剤アレグラ（2000年に国内発売）による花粉症の劇的な軽減や、偏頭痛の80パーセント以上を解決したイミグラン（2001年に内服薬が国内発売）の登場などもあります。

がん死亡率はやがてゼロになる

人類にとって最大の病魔のひとつといわれているがんも例外ではありません。それがまさにいま、克服されようとしています。

がんが致死的疾患の主要な座を占めるようになったのは、20世紀後半。がんはまさに猛威をふるい、高齢者のみならず働き盛りの世代を直撃しました。

こうした状況を受けてがん克服は国家的な課題となり、旧厚生省も、対策として研究のために巨額を投資し始めます。しかし、それらの研究もむなしく、効果がほとんどない時代が続きました。保険会社ががんを特別扱いし、専用の保険商品を提供し始めたのもちょうどそのころのことです（1974年にアフラックが日本で初めて「がん保険」の提供を開始）。

でも、なぜがん研究の成果が長らく出なかったのでしょうか。その原因のひとつは、この病気が持つ「多様性」にあります。患者の数だけ異なるがんの様相がある、ということです。

もちろん全体的な共通点がないわけではありません。が、患者によって病気の進行度合いや治療に対する反応などが異なるため、医療の常套《じょうとう》手段である「類型化」がしづらく、「標準的な治療を当てはめる」という医療が得意な手法をとることが難しいのです。

私の母は1993年に乳がんにかかり、その後も新しい治療の恩恵に少しずつ間に合わないタイミングで病状が進行し、いくつかの転移を経験することになりました。横で見ていた私はいつも痛々しい思いを共有したものでした。病気の予後（経過）を決める最大の要因は「時代」なのだと思い知らされます。

ところが、1990年代半ばから状況が変わり始めました。手術や放射線、抗がん剤などの組み合わせにより治せるがんが増えてきたのです。

さらに、**21世紀に入ってからは分子標的薬という薬のジャンルが確立し、個別のがん種に対応できるようになってきました。**

分子標的薬とは、簡単にいえば、がんなど他の病気に特徴的な分子の化学的構造（＝標的）に注目して、そこを攻撃したり制御したりする薬です。それまでは「エネルギーを活発に消費する」「免疫を攻撃する」といったがん全体の特徴に対してアプローチしていたのですが、作戦を変えて、それぞれのがん特有の特徴を攻撃、治療することにしたのです。

この新作戦はみごとな成果を収め、太刀打ちできるがんの種類が少しずつ増えていきました。2000年以降、分子標的薬の承認数は急速な伸びを示しています。そして、実際にこれらの薬により治療成績は飛躍的に改善しています。

この30年間の各種がんの5年生存率の変化やがん死亡率の上位を占めるがんの変遷を見ると、胃がんや大腸がん、肺がんといった、かつては不治と思われたいくつかのがんが、いまや克服可能となっていることがわかります。

世界が注目するチェックポイント阻害剤

加えて、最近はさらに画期的な新薬の開発が進んでいます。その代表格は「免疫チェックポイント阻害剤」です。簡単にいうと、**もともと人間が持っている免疫力を覚醒《かくせい》させることで、これまで目をつぶれとがんに言われるがまま黙ってしまっていた免疫力に、改めてがんを敵と認識させて治療をめざす薬**です。

専門的な話になりますが、がんが人間の免疫機構をくぐり抜けて成長することは早くからわかっていました。そこにアプローチしようと、1980年ごろからさまざまな方法で免疫の覚醒が試みられてきたのですが、なかなか手応えのある成果を出すには至らなかったのです。

しかし、京都大学の本庶佑《ほんじょたすく》先生が発案した免疫チェックポイント阻害剤は、少しアプローチの仕方を変えて、**がん細胞と免疫細胞のねじれた関係を修復する**ことに集中することで、それに成功したわけです。

本庶先生が2018年のノーベル医学生理学賞を受賞したことで俄然《がぜん》注目を集めるようになったこの薬は、現在、世界中で治験がおこなわれています。米国政府が公表しているだけでも、2019年1月時点でおこなわれている治験は10以上ありますし、今後、多数のがんの特効薬になる可能性もあります。

ただし、同薬は、効果を示す指標（代表的なものは腫瘍変異量と呼ばれるがんに起こっている変異の数など）の開発や、他の方式の薬とくっつけて相乗効果を出す方法の開発が停滞しており、その壁をどの程度乗り越えられるかが不明です。2018年夏の国際学会（ASCO）では、今後の進化に疑問の声をあげる科学者も少なくありませんでした。

さらに、2016年に、この薬にかかる費用が公的医療保険や国家財政にかける負担について国会でも議論になり、社会的な関心を引き起こしました。

小野薬品工業社が世界に先駆けて開発した最初のチェックポイント阻害剤である「オプジーボ」に患者ひとりあたり年間3500万円の医療費がかかる（2019年1月現在は約1100万円）ことが問題視されました。

現在はまだ公的医療制度が追いついていない面があり、今後、制度の改正は必要でしょうし、国家財政を配慮する必要もあります。この課題は、第2章でも取り上げる民間保険の有効な活用も含めた解決を図っていくことになると思われます。

がんを完封する時代がやってくる

話がやや横道にそれましたが、こうした新薬の登場などによって、いわば死の代名詞であったようながんもまた、次々と克服されてきています。胃がんや大腸がんは不治の病のリストから消えつつあります。乳がんや肺がんもそうです。

こう書くと、いやそんな単純なものではない、まだまだ大腸がんでも急激に進行して命を落とすケースがある、現に自分の知人だってそうだった、というような反論をたくさん受けると思います（私はビビりなのでSNS経由の攻撃はお手柔らかにお願いします……）。

もしかしたら実際に医療に携わっている医師からは、もっと強い反発を受けるかもしれません。再発して間もなく亡くなった患者は、去年自分が担当しただけでも10人以上いた、などなど。

しかし、がんの克服は確実に進んでいます。これまでの治療の成果はすでに述べましたが、いま、さらにそれが加速しています。

がん細胞に感染し、溶解させてしまうウイルスを使った薬は、タカラバイオ社など数社が治験の先陣争いをしており、ほどなく世に出てきます。また、海外では2010年代前半から使われているADC（Antibody Drug Conjugate＝抗体薬物複合体）に強い第一三共社から優れた治験成績をもとに乳がんを対象とする新薬などが今年中にも承認申請にたどり着く見込みです。

2018年には、**光免疫療法と呼ばれるがんの標的療法と近赤外線による光化学反応を組み合わせた新しいがん治療の治験が日本でも開始**されています。米NIH（アメリカ国立衛生研究所）に所属する小林久隆先生が開発し、楽天アスピリアン社というベンチャー企業がライセンスを受けています。

この治療は必要な設備や薬品が非常に安価で小さな病院も導入しやすく、副作用も少ないため何度でも治療を受けることができます。また特に、直接にがん細胞を攻撃することに加え、がん細胞への攻撃を邪魔している制御性T細胞をたたく方法を併用できることで転移がんに対しても効果が期待でき、この治療は大変有望だと私は思っています。がん治療の最前線にいる臨床医からは、まだまだ実用以前、という厳しい声も聞きます。しかし、必要な改良を経て、この種の治療が日本で広く使われるようになる日は近いでしょう。

ほかにも、患者から採取した免疫細胞を用いて拒絶反応を起こしにくい遺伝子改変をしたＣＡＲ‐Ｔ療法（キメラ抗原受容体療法）がいよいよ難治性のＡＬＬ（リンパ芽球性白血病）等への画期的な新薬「キムリア」（ノバルティスファーマ社）が今年中にも国内で使用可能になる見込みです。

まさにいま、がん治療の地図は大きく塗り替えられようとしているのです。

転移がんについても、近年非常に多くのことがわかってきています。

人類ががん治療に本格的に取り組みを始めて数十年。これまでは、がん本体についての対策が中心で、そこはかなり成果が上がっていました。その結果として、がんサバイバーは当たり前の存在になり、「がん再発のコントロール」「がんになってからのＱＯＬ（Quolity of life＝生活の質）」が重要なテーマになってきたのです。

ところがわりと長いあいだ、がん細胞の引っ越し先である転移巣のコントロールは、最初にがんが発生した原発巣と同じ特徴を持つ、という前提で原発巣治療のついでのようにおこなわれてきました。

そのこと自体は間違いではないのですが、多発性の転移があっても亡くならないこともあれば、転移が原因ですぐに亡くなってしまうこともあり、転移について我々人類の考えが及ばない部分もあるのではないかという意見が根強くありました。

しかし、原発巣の治療法がある程度進んだいま、転移巣にどう立ち向かうかに、ここ数年かなり集中的なアプローチがおこなわれています。たとえば「エクソソーム」という物質ががん転移に重要な働きをしていることがわかってきました。

エクソソームは身体のなかに普通に存在する、さまざまな細胞から分泌される顆粒《かりゅう》ですが、これが離れた組織に情報を伝達する役目を担っているらしく、がんが転移するときにも元のがんの情報を伝えるようなのです。そこに着目し、**エクソソームを介した情報伝達を邪魔することで転移を起こせなくする研究が進められています。**

病気の9割は治らない

さて、ここまでがんを中心に人類と病気とのたたかいについて話してきましたが、**いったいどうなれば、「病気に勝った」ことになるのでしょうか。**

地球上から消え去ってしまったら？　それとも、その病気が100パーセント「治るように」なったら？　このあたりに、皆さんと医師のあいだに、大きな考え方の隔たりがあるようです。そのことを象徴的に表しているのが、次のような質問です。

「先生、糖尿病になってからずいぶん経つのですが、全然治る気配がありません。もしかしたら一生治らないのでしょうか？」

「少しよくなってきた気がするので薬をやめたいのですが、ダメでしょうか。まだだとおっしゃるなら、一体いつまで薬を飲めばよいのでしょうか？」

このように医師に質問するとき、皆さんは、一部の特殊なものを除き、病気というものは治療をすれば治るものだと思ってないでしょうか？

ほとんどの方は風邪やインフルエンザ、子どものころにかかるようなおたふく風邪や麻疹《はしか》などの「治る病気」を思い浮かべ、病気とは治るものだ、とイメージしていると思います。しかし残念ながら、病気の9割は治りません。**医療の立場から言えば、必ずしも病気は治らなくてもかまわないのです。**

こういうとびっくりされるかもしれませんが、「たいていの病気は治癒しない」し、「治癒する必要はない」というのが医師の感覚です。

たとえば、糖尿病やＨＩＶ感染、多くのがん。これらは「治療」はできても「完治」はしません。ある意味、「治療」の状態が続く病気です。

だから、医者はがん患者から「私はいつ治るのでしょう？」と聞かれると、多くの場合、答えに窮してしまいます。ほぼすべてのがん患者はおそらく風邪などと同じように「がんが完治する」ことを期待していると思いますが、医者の立場からすると、「今よりも悪くならないようにはできるが、完治するとは言い切れない」ととらえています。

つまり、**病気の9割は、医者にとって常に「病気」というステイタス**にあります。

完全に治癒しなくても日々の生活に支障がなければよいのです。ある病気と一生つきあうことになったとしても、その病気が牙を剝《む》き、身体に不具合を生じさせたり生命を脅かしたりしなければ困るわけではありません。


このように、患者と医師の「治る」という言葉に対するイメージに齟齬《そご》があるのは、おそらく一般の方が考える「治療」と、医師が考える「治療」のとらえ方が違うからだと思います。

患者の診断をするとき、医者はさまざまな評価をしながら、目の前の患者さんの抱えているものが「治る」病気であるか「治らない」病気であるかを判別していきます。風邪やインフルエンザは「治る」病気。そして糖尿病や多くのがんの場合は、両方のジャンルに入るでしょうか。糖尿病はごく初期で症状が顕在化していない段階では、運動をしたり、食事に気をつけたりして体質改善すれば、薬を飲まない生活に戻れる場合もあるからです。

もちろん、ある程度進んでしまうと、糖尿病の状態を完全に離脱することは困難になります。そうなると薬で抑え続けることを標準の状態とするしかありません。でも、それで目立った不自然がなければよいと医師は考えています。

この考え方はいまに始まったことではなく、昔からあります。**「ある病気とともに生きる」ことを一病息災**といい、明治の時代にはすでに生き方のヒントとされていました。無病息災より一歩進んだ考え方です。

病気が治るかどうかで言うと、治らないことが多いし、治らなくてもいい。その病気によって、生活に支障が出ないことが重要なのです。

最初の質問に戻ると、**治療によって生命に対する危機がなくなり、平穏無事に日常生活を送ることができる状態を維持できるようになれば、「その病気に勝った」ということ。**

医療はそこを目指しているのです。

「不慮の死」は激減している

でも、せっかく病気に勝っても、「不慮の死」は免れられませんよね……。

そんな声も聞こえてきそうです。「不慮の死」は、文字通り「思いがけない死」を意味するもの。一般的には、交通事故などによる死も含めますが、たしかに日常生活のなかで起こった偶発的なできごとに起因するものは防ぎようがないかもしれません。

ただ、「医学的な不慮の死」となると少し事情が違ってきます。「医学的な不慮の死」をあえて定義するなら、**「急に病気を発症して、思わぬ早さで生じる死」**のこと。その原因となるもので皆さんがまっ先に思いつく代表的な病気は、脳出血や心筋梗塞でしょうか。

この不慮の死は、俗にいうバイオリズムのようなグラフでイメージすると理解しやすくなります（51ページ参照）。

基準になるのは、平均的な健康状態を表すゼロのラインで、それより上がプラスの状態。下がマイナスです。そして、マイナスの下のほうに「死のボーダーライン」があります。

体調が良く、疲れもないときは、ゼロの基準ラインより上に健康状態があります。でも、風邪を引いてしまったり腹痛に襲われたりすると、健康状態はマイナスに転じる。通常はそこで安静にしたり薬を飲んだりすることによって、またゼロ地点へと回復するわけです。

ところが、一人暮らしの人が急性心筋梗塞を起こし、すぐに救急病院に行かなければいけないのに助けを呼ぶことができずその場にとどまることになってしまったら、健康状態は急激に低下します。そしてそこで治療を施すことができないまま、体調のレベルがさらに低下して、ついに「死のボーダーライン」を割り込んでしまうと人は死に至ります。

要するに、治療すれば回復できたのに、なんらかの理由でそれが叶わず、「死のボーダーライン」を越えてしまった。それが医学的な意味の「不慮の死」です。

不慮の死を起こす可能性がある病気にはさまざまなものがありますが、**いずれも「死のボーダーライン」を越える前に治療ができるかどうかが重要なカギをにぎっている**のです。

そして、「医学的な不慮の死」を取り巻く事情は近年大きく変わってきています。

そのことは、病気と死亡率の関係を見ていくとよくわかります。結核や肺炎といった病気の死亡率は、戦後、１９８０年代くらいまでに大幅に減少しています。その一方で、悪性新生物（がん）による死が、非常に目立つようになっています。

これはいったい何を意味するのでしょうか。それは「不慮」では、あまり死ななくなったということなのです。

この背景にあるのは、救急医療の発達です。救命される割合が高まったのです。

人間の生命が維持されるためには、生命として成り立つためのいくつかの最低限の条件（心臓が動いていて必要な量の血液を全身に送るなど）を割り込まないことが必要です。この最低

死のボーダーライン

人間の体調はゼロを中心にプラスマイナスの変動を繰り返し、ある危険水準より悪くなると、入院等による手厚い医療管理が必要となる。さらに体調が悪化し、死のボーダーラインを割り込むと死を迎えるが、医療の助けにより元の水準に戻ることが多くなっている。

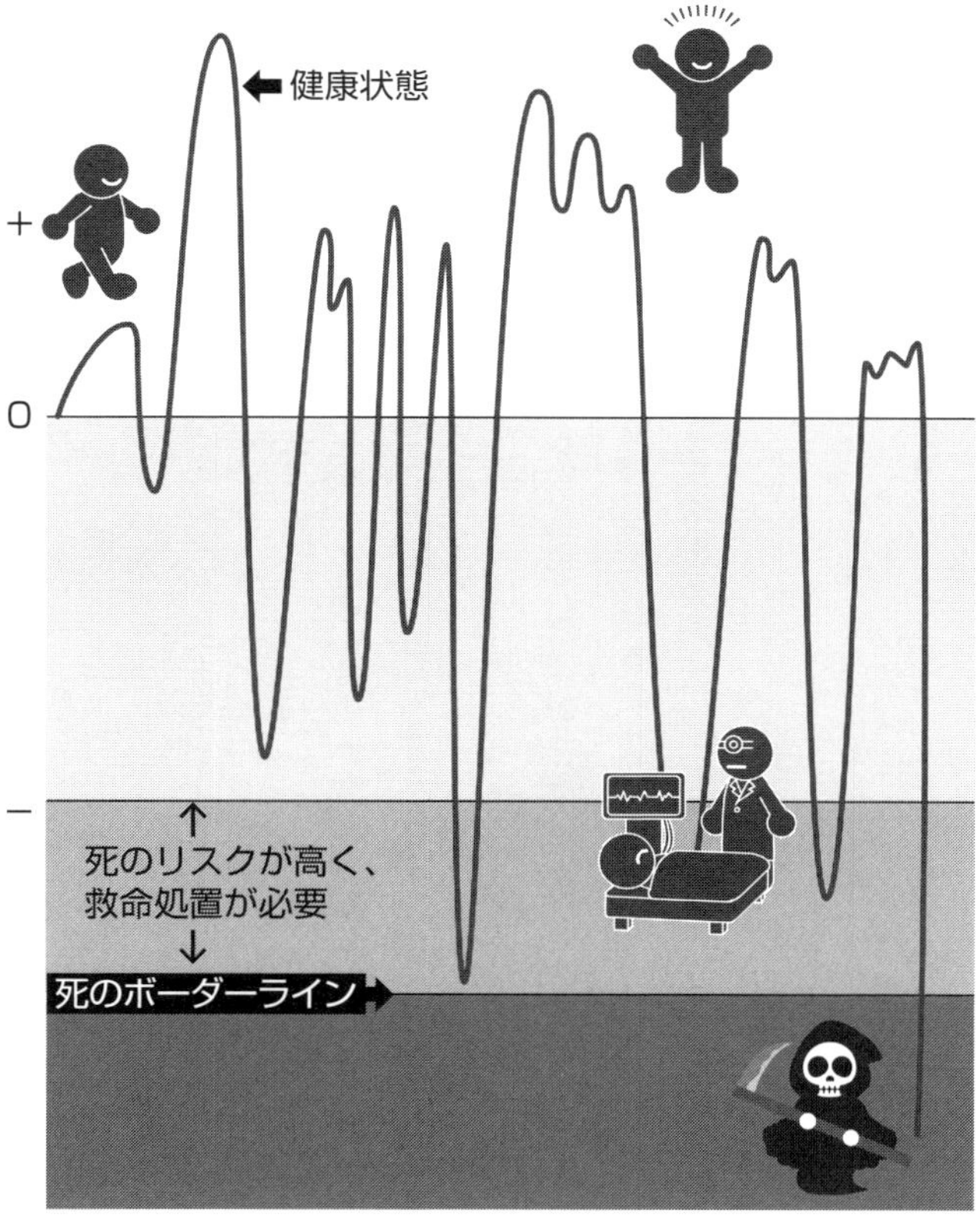

限の条件のボーダーラインを割り込むことが死ぬということなのですが、救急医療が発達すると、この死のラインを割り込む前にもとの位置まで戻し、命が危険にさらされないようにすることができます。

さらに、**これと密接な関係にあるのが画像診断装置の進歩と普及です。**

日本は世界でも一、二を争う画像診断機器の保有国なのですが、これが有効活用され、救急医療体制も整備されたことなどもあって、「不慮の死」が劇的に減少してきています。

いつでも患者を受け入れることができる救急病院（専門的に言うと「二次救急」以上の施設を指します）にはＣＴ（Computed Tomography＝コンピュータ断層撮影）やＭＲＩ（Magnetic Resonance Imaging＝磁気共鳴断層撮影法）などの大型の画像診断装置が備わっています。超音波検査装置もほぼ必ずあります。瀕死《ひんし》の状態にある患者の初期治療をおこなうために、診察だけでは方針が決まらない場合、大型画像診断装置によって患者に何が起こっているかを正確に把握することができ、それによって治療の方向性を間違えないようにできるのです。

たとえば、何か脳に問題が起こって救急病院に運ばれた患者を考えてみてください。

起こっていることが脳出血であれば、血液が固まりやすい方向の薬を投与せねばなりませんし、脳梗塞が起こっているのであれば、逆に血液が固まりにくい方向の薬が必要です。

時として、このどちらであるかが診察だけではわからないようなケースがあり、そういったときに画像診断がすぐできる環境が整備されていることが患者を死なせずに済むことにつながるというわけです。

昭和の50代と現代の50代

医療の進歩とも少し関係があるのですが、人が病気に勝つことができるようになった原因がもうひとつあります。基礎体力の向上です。

厚生労働省（以下、厚労省）や文部科学省（以下、文科省）が発表しているデータによれば、年代別の運動機能のレベルは、この30年間に大きく変化しています。

厚労省が長期間にわたって世代ごとの運動機能を追跡調査した結果をみると、たとえば**50歳時点の運動能力を比較すると、反復横とび、腕立て伏せの回数ともここ30年間で30パーセントも向上しています。**簡単に言うと、中高年齢層の人たちが健強になったということです。

実際、皆さんの肌感覚としても、現代の50代、60代は若いし元気だという印象があるはずです（テレビアニメ『サザエさん』の磯野波平は54歳、磯野フネは52歳という設定だそうです。「サザエさん」が始まった当時［１９６９年］といまとで50代や60代の見え方がいかに違うかを象徴しているように思えます）。

いまの60代は非常に元気で、ゴルフやジョギングをしたり、趣味の絵画や音楽などに打ち込んだりと、人生謳歌中の人たちが増えています。そのベースには、基礎体力の向上、健強化があるのです。

こうした高齢者の健強化が起こった最大の理由の一つに、やはり**生活習慣病管理の進化**があると思われます。

生活習慣病は、文字通り生活習慣によって引き起こされる糖尿病や脂質異常症、高血圧、高尿酸血症などの総称です。かつてこれらは加齢に応じて起こると考えられていたことから成人病と呼ばれたりもしたのですが、１９８０年代に若者の罹患《りかん》も多く見られるようになり、その意味で必ずしも高齢が原因とはいえないことから、成人病という呼び方は適切ではないだろうということになったのです。

こうした病気はいうまでもなく、健康を阻害し、ひいては基礎体力を低下させます。しかし、高血圧でいえば良質な降圧剤の開発、脂質異常症でいえば2000年のストロングスタチン（血液中のコレステロール値を下げる薬）の登場といった医学の進歩に加え、その予防を社会に広く訴えかけたこともあって病気の管理が進み、生活習慣病によって健康機能を損なう人が少なくなったのです。

さらに、このことと並行して重要なのは**喫煙率の低下**です。

1970年代、高度成長時代の日本人の喫煙率は非常に高く、男性で80パーセント、女性で15パーセントもありました。しかしその後、受動喫煙対策として法整備が進み、公の場における喫煙はどんどん制限されてきています。

1990年代に入ると喫煙に関する社会的施策がさらに整備され、1999年には航空機内の全面禁煙が導入されるなど、公共の場でたばこを吸うことへの規制が実施され始めました。

病院では敷地内の喫煙場所を完全に分煙化しないと医療機能評価機構による認定（質の高い病院に与えられる第三者機関による認定。国が主導している）に合格できない仕組みが導入されたりもしました。

東京オリンピック・パラリンピックで世界中の人が訪れる**２０２０年４月に施行される改正健康増進法では、病院は完全禁煙に移行し、分煙さえも認められなくなる予定です。**

社会全体に見られるこうした動きもまた、少なからず中高年齢層の健康増進を後押ししているものと思われます。

医療の完成度は、すでに９合目

ここまで見てきたように、健康増進による基礎体力の向上という追い風を受けつつ、医療の世界では一つひとつ確実に病気が克服されてきました。

14世紀には世界の人口の４分の１を死に至らしめたとされるペストも、いまやまったく脅威ではありませんし、さまざまな伝染病も、特に先進国ではあまり問題になりません。結核でも死亡率は劇的に低下しましたし、先ほどから述べているようにがんもかなりのところまで克服されつつあります。

1981年に世界で初めて発見されたといわれるエイズは、当初は手の施しようがなく、1995年ごろには絶望的な病気と思われていました。しかし、研究が進むなかで、2000年を過ぎたあたりからHIVウイルスの働きを阻害するさまざまな薬が実用化されはじめ、現在では生命を奪う病気ではなくなっています。

やや専門的なところでは、股関節などに強い痛みを起こす強直性脊椎《せきつい》炎。長いあいだ遺伝子の関与が疑われてはいたものの、詳細なメカニズムまでは解明されていませんでした。しかし、2000年代に入って遺伝子解析の技術が飛躍的に進化したことにより、急激に治療戦略が進み、現在ではほぼ克服できるところまでこぎ着けています。

時間をかければ、どんな病気も必ず克服できる──そう言えるほどの足跡を医療はこれまで残してきているといっても過言ではありません。残された病気はもはやそう多くないといってもいいでしょう。

すべての病気を克服してしまうのが「医療の完成」だとするならば、現在は9合目まできていると私は考えています。

現代の人間は、病気だけでは「死ぬ理由」がなくなりつつあるのです。

第2章

病気のラスボスたち

医療の完成は「9合目」であって「9割」ではない

すべての病気を克服するのが「医療の完成」とするならば、現在は「9合目までできている」と第1章で述べました。では、残りの「1合」に何があるのか——。

この章では、医療に残されたそんな最後の課題について説明します。

その前にまず注目していただきたいのは、医療の完成は「9合目」なのであって、「9割」ではない、というところです。

「合目」は、登山道の到達度を表す言葉で、基本的には登山口を1合目、山頂を10合目と表します。しかしこれは登山道を単純に等分したものではありません。難易度や次の合目へ到達するまでの疲労度によって決められ、距離や所要時間は一定ではありません。

たとえば富士山のある登山ルートなら、5合目から6合目へは20分程度で登ることができますが、7合目から8合目までは1時間30分近くかかるとされています。だいたいの場合、上に行けば行くほど、危険や困難も増えてきます。

つまり「9合目」という表現には、「あと少し」であると同時に「もっとも困難な課題が待っている」というニュアンスが含まれています（ゲーマーの小霜君は「RPGのラスボスのようなものだな」と言っていました）。

というのも、「次々と病気が克服されてきた」という話を第1章でしましたが、医学研究者や医師にとっては、病気間の優先順位の違いのようなものが存在します。

胃がんや大腸がんのように発見や手術の難易度が低い病気や、エイズのように社会的関心が高い病気から克服されていく傾向があり、逆に発見されにくかったり、社会的関心が低かったりする病気は克服されづらいのです。

まだ克服できていない病気は、たしかに残すところわずかです。でも、それは全体の1割という定量的なものではなく、「あと少しだがもっとも困難な課題」でもあるのです。

最後の1合に残った「3つの病気」

では、最後の1合にはどんなものが立ちはだかっているのでしょうか。

大きく分けると、次の3つにあてはまるものです。

1　発見・アプローチが難しい病気

2　症例が圧倒的に少ない病気

3　急死

これらが、いわば病気のラスボスたちです。

1つめの「発見・アプローチが難しい病気」は、文字どおり、発見が困難な病気や、発見されたとしても手術などのアプローチが難しい病気を意味します。たとえば**膵臓がんや胆管がん**はその範疇《はんちゅう》に入ります。

膵臓は胃の後ろにあり、かつ十二指腸に囲まれています。いっぽうの胆管は、肝臓で作られた胆汁という消化液の通り道で肝臓のなかに埋め込まれているうえ、枝が四方に伸びた樹木のような複雑な形状をしています。つまり、膵臓も胆管も複雑に入り組んでいるため、もしがんにおかされていたとしても、CTや超音波検査といった機器を用いても発見しづらいのです。

さらにこれらの臓器は、**痛みや機能障害などの自覚症状が現れにくく目立たないので、病状が進み、数値の異常として現れるころにはかなり状態が悪くなっています。**わかったときには時すでに遅し、ということになりやすい。発見が難しいぶんだけ克服も難しい、ということです。

さらに、がんが発見されたとしても、手術が容易ではありません。膵臓や胆管は臓器そのものへの到達が困難なことに加えて重要な臓器が密集しており、浸潤《しんじゅん》や播種《はしゅ》など病態を生じやすいため、正常な部分と病気の部分の手術操作による分離が難しいのです。治しづらさは克服しづらさに直結します。

なおここでは説明の便宜《べんぎ》上、膵臓がんおよび胆管がんについて「発見」と「治療しやすさ」の両面で難を抱えている例として説明しましたが、**「発見」か「治療」のいずれかひとつに困難があるだけでも治癒の可能性が格段に下がります。**克服までの道のりもそれだけ険しいものになるわけですから、最後の1合に残ってきてしまうのです。

症例が少ないと研究が後回しにされがち

「難病」の歴史的経緯を少し説明しておきたいと思います。

今を遡《さかのぼ》ること半世紀、1972年に、当時の厚生省から「難病対策要綱」が出されました。難病は、原因不明で治療方法が未確立、後遺症を残すおそれが少なくない、経済的な負担や家族の負担が大きいこと、が要件とされています。翌1973年の厚生省通知で、スモン、重症筋無力症などの4疾患が初めて国が認める特定疾患、つまり、難病として指定され、特別な助成対象とされたのです。その後、時とともに特定疾患は56個まで増えました。

2014年に、この制度を大幅に拡大するかたちになる難病対策法が成立し、特定疾患改め「指定難病」として、110疾患が新たに指定し直されました。2019年1月末現在、331疾患が指定難病として公的助成対象になっています。

さて、病気のなかには克服されたものもあれば、難病のようになかなか克服されにくいものもあります。その違いはどこにあるのでしょうか。ここに最後の1合に立ちはだかる病気の2つめ「症例が圧倒的に少ない病気」がからんできます。

症例の絶対数が少ないということは、声をあげる人の数も少ないということ。そのため、メディアなどに取り上げられることも少なく、社会的な関心が集まりづらくなります。

第1章で、ペストや結核、それにエイズが克服されたと書きました。結核やエイズが克服された背景には非常に多くの人たちが苦しめられたこともあってメディアなどの報道も数多くおこなわれたという、社会的な関心の高さがありました。

そうした世論を受けて国家的な予算が投入されるなどの資金的なバックアップもあり、研究が画期的に早く進んだのです。

非常にシビアな話ですが、これとは逆に、社会的な関心が低い病気には公的な予算が投入されることがほとんどありません。当然のことながら予算がない研究には研究者も取り組みづらく、あと回しになってしまうのです。

そして、仮に研究者により取り組みがはじまったとしても、「症例の少なさ」は研究を進めるうえで足かせになりがちです。治療法を確立させるには、やはりある程度の人数を治療しそのうえで統計学的な分析が必要なのです。

難病治療に解決を与えた制度

薬の開発では、どのメカニズムで治療するかを決定するために実際の患者が必要になります。しかし、各病院に1例だけなど少数の患者しか存在せず、加えて、複数の医療情報を統合するような方法も十分に発達していなければ、開発の足がかりとなる症例数を確保することができません。

また、いざ薬をつくろうとしても、医療経済的な理由で薬の開発、販売が難しいという背景がありました。

希少疾患ではない病気の治療薬は、患者が多いので、一例あたりでいうとそれほど高価でなくても成り立ちます。しかし患者数が少ない治療薬では、一例あたりの価格を高くしないと製薬会社の開発費が賄《まかな》えないので、通常の枠組みでは薬の開発ができません。

この点に解決を与えたのが**「希少疾病《しっぺい》用医薬品指定制度」**です。希少疾患の治療薬は審査制度上および承認条件上の優遇を受けることができるので、製薬会社は治療薬開発に踏み切ることができます。

2014年に「患者数が特に少ない希少疾病用医薬品指定制度」ができたこと、難病対策法が2015年に施行されて従来の法律下よりも指定難病の数が増えたことによってこの動きは加速しています。

たとえば、1例あたりの治療が5億円となる可能性もあるとされている脊髄性筋萎縮症（SMA）に対する遺伝子置換療法である「AVXS-101」（ノバルティスファーマ社）のような高額製品が2018年に承認申請されました。

また、2018年末に公開された映画『こんな夜更けにバナナかよ　愛しき実話』の主人公も罹患していた男児の遺伝性疾患として知られるデュシェンヌ型筋ジストロフィーについては同疾患で欠損する骨格筋のタンパク質を産生できるようにする治療薬が20

19年にも国内の使用に向けて承認申請をおこなうと見られます。血友病やファブリー病についても同様です。近年急速に完成してきている遺伝子治療技術を希少疾病に関する制度が後押しし、人類にとって懸案だった難病の新薬が日本で使えるようになるのは全く遠くない話です。

なお、希少疾病は国内の患者数が5万人未満と決められているのに対し、「患者数が特に少ない希少疾病」は患者数1000人未満となっています。以下に、この数年に上述の国家的支援体制を受けて登場した希少疾患用の薬剤の例を示しておきます。

・ニンラーロカプセル（武田薬品工業社）→ **再発・難治性の多発性骨髄腫**（慢性再発性多発性骨髄腫は指定難病270）

・スピンラザ髄注（バイオジェン・ジャパン社、日本初のアンチセンス核酸医薬）→ **乳児型脊髄性筋萎縮症**（脊髄性筋萎縮症は指定難病3）

・フィラジル皮下注シリンジ（シャイアー・ジャパン社）→ **遺伝性血管性浮腫**（Hereditary Angioedema：HAE。HAEは指定難病65「原発性免疫不全症候群」の一病態とされる）

これらの薬や病名がきっとあなたになじみがないこと自体が、希少疾患の治療薬の開発の難しさを象徴しているともいえます。

「死のボーダーライン」を越えやすい病気

最後の1合に残された病気の3つめ。それは「急死」です。厳密には「最後に残された『病気』」ではないのかもしれませんが、すでにお話ししたように、「急に病気を発症して、思わぬ早さで導かれる死」のこと。

51ページでも説明したとおり、健康状態をグラフの昇降によって表現するとすれば、マイナスの領域の下部には「死のボーダーライン」があります。

ほんの20年くらい前までは、心筋梗塞や脳梗塞、糖尿病による低血糖発作などの病気が突発的に起こると、この「死のボーダーライン」をそのまま割り込んでしまうケースが数多くありました。しかし、第1章で述べたとおり、最近は救急医療の発達によって無事に救命されるケースが格段に増えています。もはや、よほどの不運が重ならないかぎりそのような不慮の死は起こらなくなってきているのです。

ただ、それでもまだ救命できないケースもあります。それが最後の1合に残された「急死」です。

「急死」を引き起こす病気のなかで代表的なのは大動脈解離。大動脈の膜が剥《は》がれてしまう病気で、現時点では突然苦しみだしてすぐに病院に運ばれたとしても間に合う可能性が低い、下手をしたら病院内で発症しても間に合わないことがあるくらい、すぐに「死のボーダーライン」に到達してしまう病気です。手の施しようのなさは、新聞の訃報欄を見てもわかります。大動脈解離が原因の死は思った以上に多いのです。

大動脈解離は発症のメカニズムにわからない面が多く、どのようなケアをすれば防げるかもまだはっきりと解明されていません。解決策を見つけるのが難しい病気です。

これ以外にも、**くも膜下出血や急性心筋梗塞**などは、やはり死に至るまでの時間の短さゆえに、いまだ「急死」を防ぐのが難しいとされています。

こうした病気が、医療が立ち向かうべき最後の1合に存在しているわけです。

最後の1合の課題は医療技術だけではない

さらに「急死」は、医療の進化だけでは解決できない課題も抱えています。そのひとつが「孤立化」の問題です。

すでに述べたとおり、病気を発症したとしても「死のボーダーライン」を割り込む前に適切な治療なり処置なりを施すことができれば、「急死」を防ぐことができます。ただそのためには、**発症時に、家族や知人、通りがかりの人など、近くに人がいること**がひとつの条件となってきます。昨今は、高齢者を中心に「孤立化」が取りざたされていますが、まわりに人がいなければ、本来は防ぐことができるような「急死」が起こってしまいかねないのです。この種の急死は、意外に誰の日常にも簡単に起こりえます。私自身も以前、非常に危うい経験をしました。

10年ほど前に単身生活をしていたころの話です。ある朝、朝食にちょうどいいや、と炊飯器に残った前夜のご飯のかたまりを口のなかに放り込みました。次の瞬間、あろうことか、それが喉に詰まって呼吸できなくなってしまったのです。

あわててこぶしで胸のあたりを叩いたりしましたが、喉を通る気配はありません。

人間は90秒間の無呼吸で意識消失し、15分で心肺停止、30分で死亡するといわれています。

誰かに連絡しようと携帯を取り出しましたがバッテリー切れ……。ふらふらとキッチンに向かい、蛇口から口のなかに水を流し込みました。ほどなくして冷やご飯は喉を通過。息ができるようになり、九死に一生を得ることができたのです。

一歩間違えば命を落としていた可能性だってあります。まだ体力のある年齢だったからよかったものの、もし高齢者だったら流し台にたどり着く前に倒れ込んでいたかもしれません。

近くに人がいない孤立した環境は容易に「急死」を呼び込んでしまうのです。

医療を取り巻く制度にも課題がある

最後の1合に横たわる3つの病気や課題。これらすべてを克服していくための挑戦が始まっています。

しかし、話はややこしいのですが、この医療の挑戦の障害となりうる制度的な要因もあります。本筋から少しそれますが、参考までに触れておきましょう。

医療の挑戦の障害になる制度的要因――それは**公的医療制度**です。

日本の公的医療制度には、2つの大きな特徴があります。それは、病院への「フリーアクセス」と「国民皆保険」です。

フリーアクセスとは「誰でもあらゆる病院に行って診療を受けることができる」というもので、実は世界的にも非常に珍しい制度です。

たとえば米国では、風邪を引いて熱があるから近くにある大学病院で診てもらう、ということはできません。風邪程度の軽微な症状なら、まずはホームドクター（家庭医）に診てもらう。そのうえで、より高度な診療を受ける必要があると判断された場合は、そのホームドクターに紹介状を書いてもらい大学病院などで診察を受ける、という手順を必ず踏まなければいけません。

なぜこういう仕組みになっているかというと、社会全体としての診療の効率に配慮しているからです。

高度な医療技術を持った大きな病院は、風邪のような軽微な症状の患者も、ＭＲＩやＣＴなどで検査が必要なくらい重篤《じゅうとく》な症状の患者も、どちらにも対応することができます。でも全体としての効率を考えれば、軽微な症状の患者は街のクリニックにまかせて、大きな病院は高度な医療技術を要する患者に集中したほうがいい。

ところが**フリーアクセスが可能となっている日本の病院では、医師は来院してきた患者の診断を拒むことができません。**そのため医療が非効率化していて、一部の病院や医師に過度の負担がかかっている現状があります。

こうした事情を受けて、厚労省が「かかりつけ医」を持つことを推奨したりホームドクターの育成に力を入れたりしていますが、なかなか成果が出ず、特に新しい医療技術を適用させていくという点で医療の挑戦の足かせになる可能性があります。

もうひとつの特徴である「国民皆保険」が抱えているのは、財政の問題です。

人口減少が続き、現役世代が減る一方で高齢者が増えているいまの日本で、「国民皆保険」制度の維持が難しくなっているのは周知の事実です。

ただでさえ財政が苦しくなっているところに、近年は薬価の高い薬が多くなり、全体的な国の負担が増大しています。

第1章で紹介した抗がん剤「オプジーボ」は、一人あたり年間約1100万円（2014年9月の発売から2017年1月までは3500万円）の医療費を要しますが、国民負担は低所得者の場合、月3万5000円程度。いまのところ日本の保険制度はこのような高額医療製品が次々と登場する状況にうまく対応できる制度設計になっていません。

今後、医療が「最後の1合」に挑戦するなかで新薬や新しい医療機器、医療技術が開発され、方法論の上で病気の克服が可能になったとしても、**現在のままでは保険制度がそれに歯止めをかけてしまう恐れがあるのです。**

こうした障害は、医療にまつわるものではありますが、医療界が単独で取り組む課題ではないのかもしれません。でも、最後の1合を越えるにはなんらかの対策が求められるところです。

これからの民間医療保険の存在意義

日本の保険医療制度は、1961年にいまのかたちが始められてから、患者負担率などを変更することはあっても制度の大枠は守られてきました。これが国（厚労省）の矜持《きょうじ》でもあったわけですが、高度で高額なさまざまな医療の登場に加え少子高齢化の影響もあり、**現行制度はもはや青息吐息、とても未来永劫続けられる状況にはない**ことは誰もがわかっていることです。

私としては、多くの人が納得できる民間医療保険が登場するべき時期にきていると思っています。日本の公的医療保険の互助的な性質を残しつつ、所得等に応じた医療の最適化を図ることは必然的な流れだと思うのです。

もちろん、これが弱者を切り捨てる論理であってはならず、税金の負担の公平さを保ちつつ、民間企業が適切で多様性のある医療保険を世に出せるようにしていくべきであろうと考えています。

そして、健康的な生活を送る人に対し保険料を下げるといった商品はすでにいろいろ登場しています。これはリスク細分化保険、などとも呼ばれます。

米国などには、民間医療保険を前提としたグループ病院によって適切な医療を受けられるような仕組みがあります。つまり、あなたが**ある医療保険に入っていれば、その医療保険とペアになっているグループ病院であれば、必要な治療を必要なだけ受けられるのです。**

なお、2015年の「生命保険に関する全国実態調査」（生命保険文化センター）によると、生命保険加入世帯は全体の89・2パーセント、そのうち医療保険（特約）の世帯加入率は91・7パーセントに達しています。このように、日本人の8割が加入している**医療保険は、これまで述べてきたさまざまな先端的治療を受けることを可能にしてくれます。**

現在、先進的な治療のかなりの部分が、「先進医療」という枠組みに分類されています。しかし「先進医療」は自費診療扱いなので多額のお金を支払わなければなりません。このようなときに、先端医療の自費部分を支払ってくれる医療保険に加入していると、保険会社ごとに決められた一定の金額まで賄うことができるのです。

今後、さまざまな医療が日本に導入されてくるなかで、上述したようにすべての治療の費用を公的医療保険だけに頼ることは現実的には難しい面があります。それが、公的医療保険に加えて、民間企業が設計する新たな保険の重要性なのです。

いますでに、このような公的医療保険に上乗せするタイプの保険が必要とされ人気を集めていることは、この傾向が着実に広がっていることの証明でもあるわけです。日本においても、そろそろ米欧型の民間医療保険に活躍の場を与えることは必然とも思えるのです。

さて、ここまで見てきたように、「最後の1合」に立ちはだかる病気は、さまざまな事情があるにせよ、いずれも従来の医療のやり方では克服できなかったものです。それだけに同じやり方を続けても克服できるわけではありません。従来とは異なる攻略が必要であり、いわばイノベーションが求められています。

と書くと、まだ実現性の低い話に思えるかもしれませんが、**すでに攻略の方法論は見えています。**

そういう意味では、もう最後の1合を登り始めているといってもよく、あとはイノベーションの果実を収穫するだけという段階にまできているのです。

では、病気のラスボスを倒す勇者たちを次章から見ていきましょう。

第3章

もうすぐ「死」は死語になる

テクノロジーが可能にする最後の1合への挑戦

最後の1合を登り切ったとき、医療は完成します。そのとき、これまでの「死」という言葉の定義は変わっていくことでしょう。

大きな立役者は、やはりテクノロジーです。

一般生活者にはあまり知られていないことですが、日本の医療界は世界でも有数といえるほどに、最先端の医療機器の導入に積極的です。理由はきわめて単純。日本の医師には、機械好き、テクノロジー好きな人が多いからです。

たとえば、現時点で病院にある医療機器といえば、真っ先に思いつくのはMRIやCTでしょう。**このうち、日本の保有台数は、MRIは世界一、CTもアメリカに次いで2位。**一人当たりの台数ではどちらも日本が世界一です(OECD health care activities 2016による)。

もちろんＭＲＩやＣＴが病院にあればいいというものでもありませんから、第2章で触れた病院へのフリーアクセスによる効率の問題を含めて手放しで評価するわけにもいかないのですが、この事実からは日本の医療界のテクノロジーへの積極性とリテラシーの高さがうかがえます。

ロボットは人間の代わりではなく「人間以上」

こうしたテクノロジーによる医療の進化が近年はより本格化しています。なかでも象徴的なのは、ロボットの導入です。たとえば１９９０年代に米国で開発された手術支援ロボットの**「ダヴィンチ（da Vinci）」**。内視鏡カメラとアームによって内視鏡手術をおこなうロボットで、医師は３Ｄ画面を見ながら操作します。

現時点ではまだＡＩ（人工知能）が搭載されているわけではありませんから、ロボットといっても人間が操作する機械にすぎません。でも、ここにはイノベーションともいうべき、かつてはなかった大きな進化が起こっています。

ダヴィンチは、これまで物理的に人間にはできなかった作業を可能にしているのです。

たとえ話ですが、身体の硬い人が自分の肩甲骨《けんこうこつ》を手で触るのは簡単なことではありません。同じようなことが外科手術にもあって、膵臓の裏側にある血管の縫合などは、大きく開腹したうえで他の臓器のあいだをかき分け、そこまで手指をくぐらせて作業しなくてはならず、人間には困難な手術です。

でもロボットならば、人間の腕や手では不可能な角度からアクセスすることができ、うまく施術できます。

切除の精度に関してもそうです。**1ミリ幅の切除は、人間なら「神業」ですが、ロボットを使えばさらにその10分の1の幅でも安定して高い精度で切除できます。**「ダヴィンチ」は、米粒に文字を書くような細かな作業を高い精度でおこなうことができるのです。

よくニュースなどでは「ロボットが人間の代わりを務める」という表現が使われますが、少なくとも医療の場合は単純な代役ではありません。**人間には到底できなかった水準のことをやってくれるのが医療におけるロボットなのです。**

人間にはできなかったことがテクノロジーのおかげで成し遂げられたケースはほかに

いくつもあります。

よく知られているところでは、太ももの大きな動脈からカテーテルという管を挿入しておこなう医療もそのひとつです。1970年代から、カテーテルを用いた診断がおこなわれ始め、1990年代以降、心臓の冠動脈疾患の治療が全盛になりました。

心臓から全身に血液が出ていく弁に障害が起こる大動脈弁狭窄《きょうさく》症の外科手術は、かつては開胸していったん心臓を止めたうえで手術する方法しかなく、患者の身体への負担が大きいものでした。しかし21世紀に入って、カテーテルを用いて治療する技術であるTAVI（Transcatheter Aortic Valve Implantation＝経カテーテル大動脈弁治療）が登場したことにより、**患者の身体への負担は格段に下がっています。**

介護ロボット、分身ロボットとの共生

介護ロボット（見守りロボット）や分身ロボット（アバターロボット）についても触れておきましょう。

厚労省は介護施設における人材不足の対策として、2018年の改定で見守りロボットが職員として数えられる「夜勤職員配置加算」を診療報酬体系に盛り込むことを決めました。ただ、現在の「見守りロボット」はハイテクではあるものの、ロボットが闊歩《かっぽ》する映画『ロボコップ』のようなものではありません。制度の導入前の試金石として厚労省の実証研究事業の対象も、装着型や非装着型の介護補助機器という体裁にとどまっていました。

一方、近未来のSF的ロボットらしいロボットも実用段階にきていて、米アイオロス・ロボティクス社の開発した「アイオロス・ロボット」は身長1メートル、体重62キロと人間並みの体躯《たいく》と2本の腕を持ち、自律型ロボットらしくLEDの目が患者をしっかり見つめ、必要な腕の交換も自分でできてしまいます。このアイオロス君があなたが部屋に忘れてきたバスタオルを取ってきたり、転倒したときに看護師にすぐに緊急報告してくれたりするのです。

前世代ロボットでさえ介護現場のナースコール数を激減させたので、この最新ロボットへの期待は大きいのです。

また、アバターロボットは、生体センサーで感知した人間の動きの意図をアバター(分身)

ロボットに伝送し、人間の思う動作を遠隔に実現する技術です。ロボット技術のベンチャー、メルティンMMI社はアバターロボット「メルタント・アルファ」の実用モデルを2018年に発表しています。

アバターロボットの走りはBMI（ブレイン・マシン・インターフェース）でした。BMIは1990年代に少しずつ実用例が出始め、私が工学系の大学に奉職していた2010年代前半には、米国のベンチャー企業が、ヘッドフォン型の脳波センサーを用いてコンピュータを制御するデバイスを数万円程度で提供していました。

医療現場に応用しようと、当時私も学生たちといろいろ研究していましたが、医療現場が求める精度ではありませんでした。動けない患者に代わって間違えたボタンを押しては取り返しがつきませんから、当時の私の研究はお蔵入りとなりましたが、そういう意味でも、最近のロボットの急速な進歩が改めて実感されます。

XRでは、アバターの可用性は無限大

VR（virtual reality）、バーチャルリアリティという言葉を聞いたことがある方は多いと思います。これは仮想現実と訳され、現実のように感じられる環境を人工的につくり出すものですが、この延長で、現実世界に仮想世界の要素を取り入れたものがAR（augmented reality＝拡張現実）、VRとARを組み合わせたものがMR（mixed reality＝複合現実）、それらの総称としてXR（x reality）という言葉も使われ始めました。

この技術群は医療現場との相性が非常に良いと思われます。というのも、実際に撮影することができない患部に対して執刀医が立体的にイメージをつかめるだけでなく、患者がこれから手術を受けるかどうか決める際、手術後の自身の状態を目にしたり、場合によっては触ったりできるものがあると、**医師から患者への治療に関する意思疎通は格段に容易になるのです。**

医師―患者間のみならず、医師―医師間にもこのようなツールは役に立ちます。医師と

いってもすべての分野に等しく専門性を持っているわけではありません。ですから、医師同士の情報交換においても、「百聞は一見にしかず、XRにしかず」ということはよくあるのです。

このような技術の萌芽《ほうが》としては、ホロアイズ社の手術支援サービス「ホロアイズXR」などがその代表例だと思います。

ビッグデータ×AIで変わる創薬の方法

言うまでもないことですが、テクノロジーが活かされている、もしくは活かされようとしているのは、手術を必要とする領域だけではありません。薬もまたテクノロジーによって大きく変わろうとしています。

その革新の手がかりとなっているのはビッグデータです。

ビッグデータと聞いて昨今のビジネスシーンを思い浮かべる人も多いかと思いますが、医療現場とて例外ではありません。**むしろ現代医療はデータの上に成り立つ部分が小さく**

ありませんから、ビッグデータの活用はさまざまな可能性を秘めています。

一般的にビッグデータは、典型的なデータベースソフトウェアが把握、蓄積、運用、分析できる能力を超えたサイズのデータのことを指します。総務省によると、ビッグデータとは、どの程度のデータ規模かという量の面だけでなく、どのようなデータから構成されるか、どのように利用されるかという質の面が重要とされています。

なかでも医療を大きく変えると目されているのが、創薬分野への応用です。

創薬とは「新しい薬をつくること」です。そしてビジネスの世界でよく言われるように、創薬分野でもビッグデータを活用すれば、これまで関連づけられることのなかった要素のあいだに新しい関係性を見いだすことができます。

たとえば米国のあるスーパーマーケットチェーンで、販売データを分析したところ、赤ちゃんのオムツと一緒にビールが購入されるケースが多いということがわかったそうです。それを受けて、オムツとビールを並べて売ってみたら、売り上げがさらに上がったといいます。

オムツとビールにどんなつながりがあるのか。――おそらく、赤ちゃんのオムツを買ってくるように頼まれた父親がついでにビールも買っていた、というのが実際のところでしょうが、後で考えればわかることでも、人間がそこに注目するのは難しいです。ビッグデータを扱えるようになったことで、これまでは誰も注目しなかった薬におけるオムツとビールの関係がわかるようになったわけです。

同じようなことが、創薬の世界では特に劇的に起こりえます。たとえば遺伝子情報を活用すれば、**ある病気にかかりやすい人たちに共通する体質の存在をこれまでは想像もしなかったところに見つけることができます。**

あるいは、これまである病気の治療を目的に使ってきた薬や成分が、全く別のところに作用していたことがわかることも起こりえます。

これまで薬は原則、研究者が立てた仮説にもとづいてつくられてきました。ただその仮説を見つけるのが容易ではなく、砂浜から一粒の小石を探し出すような暗中模索の作業がおこなわれていました。まさに経験と勘がものを言う世界です。

そして、ようやく仮説を立てたとしても、今度はその検証に膨大な費用と時間を要しますし、実用されるものはさらにごくわずかです。さまざまな面であまりにもロスが多いことが開発を思うように進められない要因の一つでした。しかし、ビッグデータを用いれば、労力、時間、費用のいずれの面でも効率化が進むことになります。

近年は、ビッグデータ時代に呼応するかのように、創薬のプロセスで必要な治験や臨床研究のデザインが大いに発達しています。

いくつかのサブタイプやがん種を含めることにより、薬の開発を効率的に進められるようにするデザインを総称してプラットフォーム試験と呼びます。これは**「プレシジョンメディシン（Precision Medicine＝精密医療、患者個人の持つ遺伝子に合致した治療）」**を提供できるように数多くの治療薬のラインナップを用意するために欠かせないものですが、この数年間にめざましく進化しました。

また、このように用意されたラインナップから個々の患者に適したものを選択するための技術であるリキッドバイオプシー（lipuid biopsy、直訳は液体生検。がんが発生した場所の組織を用いた生検ではなく、サンプルとして血液や唾液、尿などを用いて、多数の関連遺伝子を同時に調べる技術）も、２０１７年から日本の医療機関で臨床使用が始まっています。

ゲノム編集と長寿ビジネスの最前線

最近は、ゲノム編集の技術が医療や関連ビジネスの世界で一般化して、ニュースとしても目に触れるようになったこともあり、自身の遺伝子情報への興味は、誰のなかにも少なからずあると思います。

日本では、ヤフー社が遺伝子検査のベンチャー企業であるジーンクエスト社と組んで展開する「ヘルスデータ ラボ」や、ＤｅＮＡ（ディー・エヌ・エー）社が「マイコード」というサービスを展開するなど、両社はいわゆる遺伝子情報をもとに個人のがんや認知症等のリスクを評価する世界を目指しています。

個人に対するサービスはＤＴＣ（顧客直接）遺伝子検査と呼ばれ、いまはそのためのデータが収集されているフェーズですが、このデータ規模が大きくなればそれだけ早期治療や予防の精度は当然高くなります。

これらの会社の取り組みではいまはまだ数万から数十万人という規模のデータですが、

この領域の草分け的存在である米国企業23andMe（23というのは人間の染色体のペアの数です）というDTC検査会社は、製薬会社GSK社との提携の際に、500万人の唾液由来データを保有していることを明らかにしています。

このようなゲノム情報をついには不老不死に応用しようという壮大な構想を持ったベンチャーも続々と出てきています。

遺伝子解析の学問的な創始者の一人といわれるクレイグ・ヴェンター博士は、学術領域を率いるだけでは飽き足らず、ヒューマン・ロンジェヴィティ社（その名もズバリ、人間長寿社）を設立しました。大量の遺伝情報、環境因子情報を収集するデータ活用型研究によって、**いよいよ不老不死という究極のビジネスに歩を進めています。**

この他にも世界有数の規模の遺伝子情報データベースをAIで分析し、老化に関与する体内の物質に作用する薬によって寿命の延伸を目指すバイオエイジ社、グーグルからスピンアウトしてアンチエイジングの研究に特化するカリコ社や、アマゾンと関連深く、老化細胞を選択的に排除して身体の若返りを図るユニティ・テクノロジー社なども活動しています。

ただ、現実的な話に戻ると、遺伝子情報には民族差が存在するので、米国で巨大なデータセットがあったとしても、それがそのまま日本のビジネスに直結するとはいえない状況があります。斬新な規制緩和の後押しや、自分を知りすぎることへの忌避感を持っているかもしれない日本人の思想の源流の変化が、もう少し必要なのかもしれません。

テクノロジーはどのように応用されていくか

テクノロジーそれぞれの応用がいつごろ実現するかということについては、よく考えておく必要があります。

95ページに、ＡＩを含む医療技術が人間医師を代替することに関する概念図を示しました。**すでに利用可能になっている比較的容易なもの**（図のA）、**目下、開発や治験が進んでいて今後急速に適応されていくもの**（図のB）、**そしてまだ開発途上ないし構想段階であるラスト1合の部分**（図のC）について、区別して理解しておきたいと思います。

人間医師の代替が最も早かったうちの一つは、いまから半世紀弱も遡る心電図の自動判定だったと思われます。心電図が早くにできた理由は、波形データの情報量が極めて少ないということもあったのですが、血液検査検体の異常値判定や放射線画像のスクリーニングなども時を追って実現しました。これらがＡのグループ。

これまで示してきたような、現在取り組み中のものの大部分はＢのグループに属しています。それらのうちの一部は、技術開発計画や治験がうまくいかなかったり、一度サービスに入っても何らかの理由で使われなかったりするかもしれません。それでもこのグループのものは、**遅かれ早かれ（具体的な期日を挙げるとすれば今から5年というスパンで）、相当の割合が確実に実現している**と思われます。

これに対し、Ｃの部分は、まだ何らかのブレークスルーを必要とするもので、それは、技術的なハードルであったり、その部分はどうしても生身の医師にやってほしい、と患者が望むような部分であったりすると考えられます。

しかし、テクノロジーに力を得た医療イノベーションの多くで、いまお話ししたように実現の方法論が見えてきています。さまざまな取り組みはすでに始まっていて、そのうちのいくつかに成果が出始めているというのが現状です。

AIを含む医療技術の代替概念図

下図はヨコ軸を当該医療技術の難易度、タテ軸を当該医療技術の身体への負担の度合い（侵襲度）として、それぞれの技術がいつ実現したか（するか）によって分類したもの。

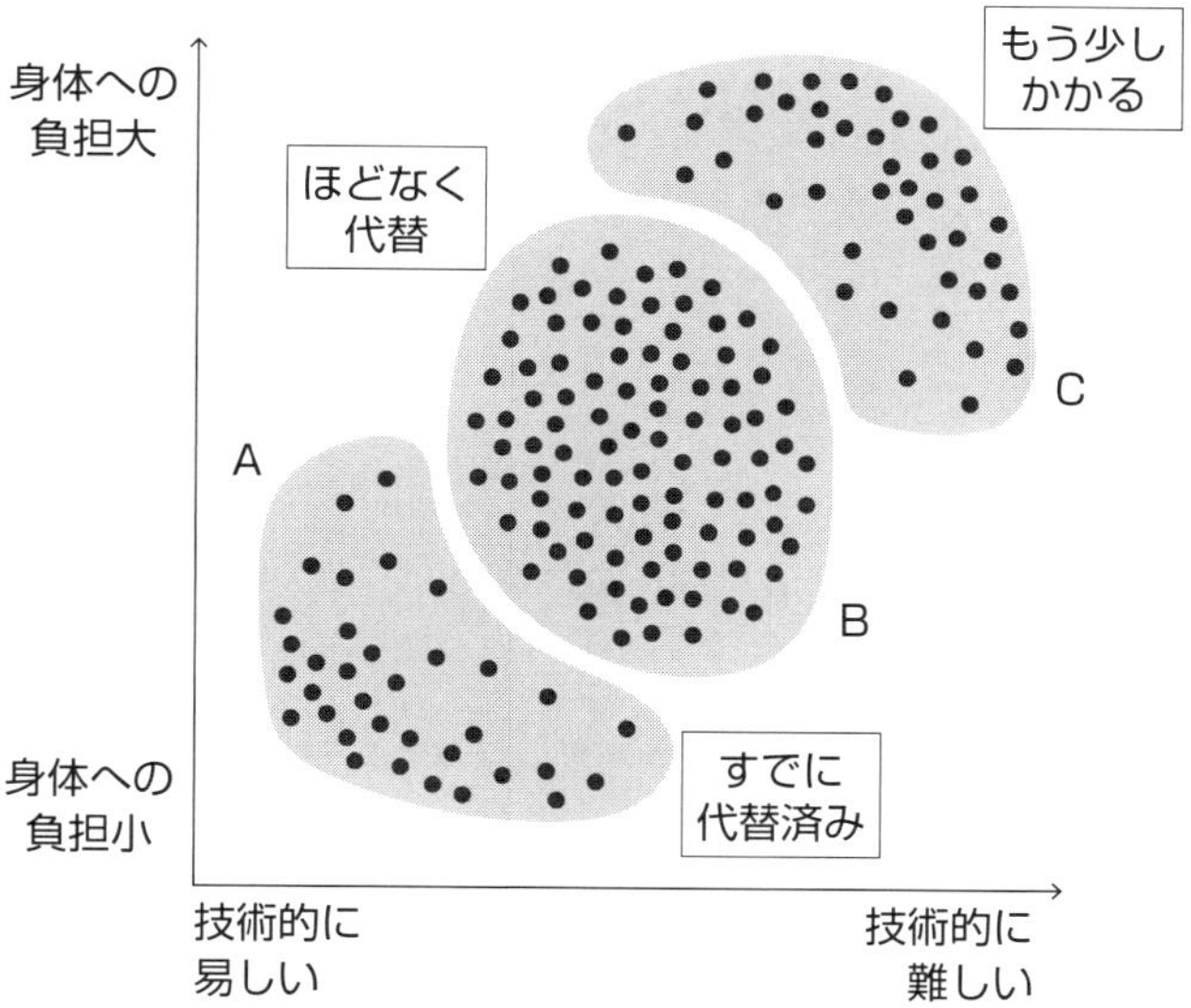

A群は、もうすでにAI医療技術等に置き換わっているもの。
（例）心電図の自動判定／一部の放射線画像診断／外来診療の事前の問診

B群は、ほどなくAI医療技術等に置き換わるもの。
（例）AI創薬／がん治療の治療メニュー決定／診察室で医師がおこなう問診

C群は、AI医療技術等の置き換えにまだ少しかかるもの。

（例）手術の進行管理／抗がん剤の自動投与／認知症予防のための高齢者のお相手（24時間対応）

そこには、ＣＴやＭＲＩの誕生のころからギアチェンジした医療を下支えしてきた技術の進歩が十分に蓄積されたところに、近年のコンピュータの進化によってビッグデータを簡単に扱うことができるようになり、さらにＡＩ技術が本格的に活用され始めたことが大きく影響しています。

これらの諸点が有機的に結びつき、実用化の波が到来するのが、まさにこれからなのです。

最後に、病気の克服について、お話ししておきたい重要なことが一つあります。それは、**歴史的に、猛威をふるっていたある病気が制圧されると、なぜか次の克服困難な病気が出現してきた**、ということです。

感染症が制圧されたのち、人間ががんで死ぬようになったのは象徴的なことです。エイズやエボラ出血熱なども20世紀後半に発見された病気ですし、次々と新たな病気が人類の前に立ちはだかってきたのです。

もし、今後もそうした新しい敵が次々登場するなら医療の完成は夢物語なのではないか、と思う方もいると思います。しかし**人類はいまや、新しい敵となる病気をたちどころに調べ、対策を立て、それもまた倒す、というノウハウを獲得するまでの存在となっています。**

第4章

予防、診断、治療、その全部

天下の東大病院の誤診率

これまで述べたように、私たちはこれから、医療イノベーションの収穫期に入っていきます。そして、その成果の一部はすでに見え始めてきてもいます。

具体的にどんな変化が起こっているのか——。ここからはいくつかの事例を挙げながら、最後の1合の克服の展望について説明することにします。

医療には、大きく分けて3つのプロセスが存在します。「予防」「診断」「治療」です。

医療イノベーションは、当然のことながら、このすべてに関して起ころうとしています。**医療の一部だけが変わるのではなく、医療のすべてが変わろうとしているのです。**

では、それぞれのプロセスでどんなことが起こっているのか。まずは「診断」から見ていきましょう。

診断とは、ご存じのとおり、健康状態や病気の種類、病状などを判断することです。それをもとに投薬や手術といった治療の方針を決めます。ですから、あらゆる医療行為の出発点ともいえます。

それだけに、問題となるのが「誤診」です。前章でも紹介したように、ロボットが導入されたり、創薬のプロセスが大きく変わったり、治療の方法論は大きな前進を遂げつつありますが、**いくら治療の方法論が完成されても、そもそもの「見立て」が違っていたら克服できるものもできなくなります。**

ちなみに、誤診率はどのくらいあるか、ご存じでしょうか？

古い統計ではありますが、神経内科学を確立したことで知られる医師で、東京大学名誉教授でもあった冲中《おきなか》重雄先生が1963年に大学退官時の講義で自身の教授在任中の誤診率を発表しています。それが14・2パーセントでした。

当時、この数字は世間に2通りの驚きをもって迎えられました。

一般の人たちが感じたのは、「そんなに誤診率は高いのか」ということ。

同業の医者たちが感じたのは、「低すぎはしないか」ということ。

もっとも、なにをもって誤診とするかという基準があいまいですし、そもそも症状の軽い病気では患者が再診に訪れないことも多く、経過を確認できなかったりもしますから、**誤診の事実が把握できないケースも多々あります。**そうした事情を踏まえると、実際の数字はもう少し高い可能性もありますが、いずれにせよ誤診は相当数存在します。

医者も人間である以上、ミスを犯すものですし、実際に私自身も現場で多くの誤診を目撃してきました。たとえば次のような例です。

① 私の大学の同級生が34歳で血液がんで亡くなりました。彼はある私立大学病院で治療を長く受け、私が相談を受けた時点ではほぼ手遅れの状況でした。

そのとき、その大学病院では、彼の血液がんをある特殊な類型の日本初症例として「症例報告」しようと準備していました。のちに、彼のがんは、血液成分のフローサイトメトリー（細胞数を計測する手法）を適切におこなって分類すれば立ちどころにわかるような、ごくありきたりの「やや珍しい疾患分類の白血病」であることがわかりました。

② 巨大な胃がんの写真が胃のバリウム撮影画像の中央に鎮座《ちんざ》し、大きすぎて読影医師が病変と判断できなかった事例があります。同じような見逃しは、スキルス胃がんという特

殊なタイプの胃がんでは比較的頻繁に起きます。

比較的頻繁に起きる、ということは診断時に通常より気をつければよいように思えますが、がん検診で医師の目に触れる画像は99パーセント以上の確率でがんが存在しないので、そのような注意を持続することは人間には困難です。疲れを知らないＡＩ診断君が有効な例でもあります。

③ 難治性のアトピー皮膚炎で試行錯誤しながらいろいろな皮膚炎の薬（主にステロイド系）を変えていった結果、どんどん症状が悪くなった20代女性がいました。

結局、原因はその薬群の基材（本来の薬効成分は持たない軟膏や錠剤などの材料部分）として入っていた物質によるアレルギーでした。つまり、良かれと思って毒を塗っていたわけですから、薬を使わなくなったらみるみるうちに改善しました。

④ 麻疹《はしか》に罹患して来院した35歳男性をスティーブンス・ジョンソン症候群という、薬の投与によって誘発される皮膚の急性疾患と間違えて治療してしまったケースがあります。

ありきたりな病気を珍しい病気と間違えてしまったわけですが、昔はよく見られた感染症である麻疹も、いまはワクチンで克服され、ほとんど見られなくなっているために、こういう誤診が起こってしまうのです。

AI診断が人間を凌駕する

医療の完成ということを考えると、診断のプロセスにおいては、まずこの誤診をなくすことが最大の課題なのは言うまでもありません。それにはどうすればいいのか。

解決策として、もっとも有力視されているのがやはりAIの導入です。

AIとは、人間の脳がおこなう知的作業をコンピュータで模倣するための概念あるいはシステムのことです。大量のデータから規則性や関連性を見つけ出し、判断や予測をおこなう「機械学習」のほか、近年は人間の脳神経回路をモデルにした多層構造アルゴリズムを用いて、着目すべき特徴や組み合わせをAI自ら考えて決定する「ディープラーニング（深層学習）」という手法が注目されています。

2016年春に、グーグル傘下の人工知能企業、ディープマインド社の囲碁AI「アルファ碁」が、囲碁の世界トッププロを完膚なく打ち負かすというできごとがありました。それまでコンピュータの専門家は、このような技術ステージは22世紀にならないと出てこないであろうと予想していました。実際、1980年から2000年ごろの人工知能研究のスピードは期待されていたよりはずっと遅かったのです。

しかし、2000年代に突入してコンピュータの計算性能がぐっと上がってきたことに加え、ディープラーニングの技術が長足《ちょうそく》の進歩を遂げたことが重なって、予想を遥かに早回る2010年代にそれが実現してしまいました。AIが人間を凌駕《りょうが》する時代がやってきたのです。それは医療AIについても例外ではありません。

そうは言っても、なんの病気かを見極めるような微妙な判断は人間にしかできないのでしょう？　AIには難しいのでは……と思われるかもしれません。

でも実を言うと、**医者はそこまで微妙な判断をしているわけではありません。**

皆さんは、診察の際、医師が非常に高度な知識を駆使して、患者本人の身体の診察や、検査データ、画像検査等々、さまざまなデータを使って極めて精密な分析をしているのだと認識していらっしゃると思います。そして、なかでも特に重要な情報源である、患者から情報を拾い出す「診察」「問診」という行為については、医師は全力を傾けて高度な情報収集をしているものだと思っていらっしゃるのではないでしょうか。

……ええ、この認識が間違っているというわけではないのですが、医師がおこなっている行為というのは、外からの想像よりは単純で、医学知識と経験を照らし合わせて比較的シンプルな推論をしているにすぎません。もちろん、適切な医学知識をうまく応用したり過去の患者との類似性を分析したりということですので、人間がやることとしては「高度」と言っていいのかもしれませんが。

そもそも病気の数は無限にありません。ＩＣＤ（International Classification of Diseases）というＷＨＯ（World Health Organization＝世界保健機関）の用語データベースの登録数から多めに推測しても約２万種類くらいです。医者はそれらについて、メカニズムや症状、治療方法などを記憶していて、患者の状態を見ながら知識をあてはめていきます。

たとえば、喉にある症状が出ていたら、それをもとにＡとＢとＣの３つの病気の可能性があると絞り込みます。そのうえで、検査などによって１つに特定していくわけです。

しかも日常の診断で出くわすのは、ほとんどが〝メジャーな病気〟です。１００万人に

１人しかかからないような珍しい病気に遭遇することは、医師人生のなかで１回あるかどうかという確率。逆にそういうレアな病気については「たぶん違う」と割り切り、**限られた狭い領域ごとに頻用する知識のなかで型通りの判断をくり返している、というのが実際のところなのです。**

ここで言いたいのは、医師の「診察」「問診」はＡＩが十分に代替できる、ということです。というのもＡＩは、患者の情報を最大限収集し、抱えている症状を現在判明しているすべての病気に関するデータベースに照会すればいいわけですから。

ＡＩは「日常的な病気」と「めずらしい病気」を区別しませんので、人間のように思い込みで病気を見逃すことはありません。疲労による判断ミスもない。むしろ、安定的に正確な診断ができます。つまり誤診率をかぎりなくゼロに近づけることができるのです。

もう使われ始めている診断テクノロジー

専門的な医療の分野ではＡＩを用いた診断の取り組みが始まっています。

具体的な事例をいくつか見てみましょう。

問診以外でも、医者はさまざまな医療的な判断を下します。それらのＡＩ活用はほぼ可能ですが、なかでも早い段階で代替が進みそうなのは「画像診断」です。

1 ＡＩ画像診断

画像診断とは、文字通り、ＭＲＩやＣＴなどの画像をもとに病気を診断すること。私自身、かつては東京大学病院の放射線科に臨床医として在籍し、この画像診断の実務に携わっていました。１９８０年代の後半から90年代にかけてのことです。

業務の内容は患者の病歴情報を参考に、目の前にある画像から病気の有無を判定する読影です。中心となる業務は画像を見るだけではありますが、絵本『ウォーリーをさがせ！』のように赤白縞模様の服を着たウォーリー1人を探せばよいというものではなく、同じ服を着たウォーリーのガールフレンドのウェンダを見逃してもいけませんし、外見が似たオドローをウォーリーと間違えてもいけません。病気の評価を正しくできるかどうかで患者の生死を左右することも頻繁にありますから、当然ながら奥が深い世界です。**優秀な診断医と凡庸な診断医のあいだには、月とすっぽん以上の歴然とした力量差があります。**

ただ、判断基準がわりと明確であることから、この画像診断に関しては現在のようなＡＩブームが起こる前から「コンピュータによる代替が可能ではないか」と言われ、２０００年を過ぎたころには脳のＣＴ画像をはじめ比較的判断が容易なものから商用サービスが少しずつ出てきていました。

２０１２年には、富士フイルム社と静岡県立静岡がんセンターが共同で開発した肺がんに関する「類似画像検索システム」がリリースされ、２０１７年には、従来は難しいとされていたびまん性肺疾患（病変が広く肺内に分布し、肺がんのようにかたまりの形状をした病変ではないもの）の診断も可能にしたシステムへと進化し、実際の診断実務に用いられていました。

２０１８年末の段階で、非常に完成度の高い画像診断サービスとして、後述する米エンリティック社や、クラウド上の心臓ＭＲＩデータからＡＩを用いた診断支援ツールを提供する米アーテリー社、同様に、脳や心疾患領域で多様なＡＩツール事業を展開するイスラエル発のゼブラ・メディカル・ビジョン社などが米国で実際に業務を開始しています。

これらの技術はもはや人間の代替がほぼ実現できるところまで来ており、米エンヴォイＡＩ社は、これら企業のＡＩ画像診断の商用技術をまとめたポータルを開設し、医師が使いたいＡＩ技術を選択して使えるサービスを提供し始めています。

日本でも、医学系の実験室環境におけるＡＩ画像診断技術「イマセル」を提供しているエルピクセル社が、２０１８年末現在、「エイル」（画像診断支援技術）というプロジェクトでＣＴ／ＭＲＩ／病理画像のＡＩ診断をサービスインすべく開発中であることを同社のウェブサイトで明らかにしています。開発対象の領域として、脳、肺、乳腺、肝臓、大腸が掲げられています。

ここまで来るとあっという間に人間のスキルを追い抜いてしまうのは、将棋や囲碁におけるＡＩの例を引くまでもないと思います。

たとえば米国で実用化されている**乳がんの画像診断**（マンモグラフィ）**は、熟練した医師が一人分の画像で病気を判断するのに10分程度かかるのに対し、8万人分もの読影をわずか10分のあいだにすることができます。**もはやスピードに関してはまったく勝負になっていません。そのうえに、読影の質もコンピュータのほうが上だとすれば、人間の医師がそこに居座る理由は見つかりません。

先ほど登場したエンリティック社の技術なら、ＣＴやＭＲＩの画像から、面積にして全体の０・０1パーセントにも満たない微小な腫瘍でも即時に発見可能だといいます。

民間ビジネスの視点で本書の監修をお願いしている小霜君は超レアな軟部組織腫瘍に侵されたのですが、8年前（これは逆算して初めてわかった数字です）、最初にCTを撮った都内の有名な病院は、ちょこんと見えているだけのそのブツを異常な腫瘤《しゅりゅう》（かたまり）と判断することができませんでした。

ずっとあとになって腫瘍が増大してから撮られた画像と比較すると、確かに腫瘍はそこにはあるのですが、当時はまだＡＩ読影は使い物にならなかったし、臨床現場で使われることなど想像さえできませんでした。

「ちょこん」のころに異常な腫瘤と判断されていたら、その後の大手術を経て4級の障害者手帳をもらう経過は辿らなかったことは間違いないでしょう。このように、テクノロジーの急速な進化は、患者の辿るコースを劇的に変えてしまいます。

この章の最初に書いた誤診率に関しては、画像診断や血液検査など臨床検査の精度が向上したことによりだいぶ低くなりました。それでもまだ、コンピュータの役目は撮影した画像データを画面に表示するまでで、判断自体は人間の医師が専一におこなっています。

しかし、がんの場合で言うと、これはどのがんのどのタイプでどのくらいの進行度のパターンだということについて、コンピュータが判断できる精度が極めて上がり、医師に対して口出しするのが好ましい状況に変わってきているのです。

血液検査の項目についても、前述の冲中先生のころよりも100倍以上も項目数が増え、これらの項目に対し、複合した解析、判断ができ、病気の成因を正確に探ることができるようになりました。

画像診断も血液検査も、すでに電子化された患者データを元に判断をおこなっているため、これらの**診断プロセスはすぐにでも人間からＡＩに置き換えることができます。**

過去の画像情報や検査値などから導いた結論と、患者から得られる最終的な結果の照合、いわゆる「答え合わせ」もどんどんと蓄積されていくわけですから、ＡＩ読影医がおこなうディープラーニングのお勉強に必要な「教師データ」もどんどんと生成され、蓄積されていきます。つまり、ＡＩ診断の精度は上がり続けるというわけなのです。

特に、がんについては国を挙げてデータベースを整える取り組みが2016年1月から始まっています。国立がん研究センター（以下、国がん）が主導する「全国がん登録」は、がん患者の診断前、診断後、入院後、死亡時などのデータを統一的に蓄積する取り組みをおこなっていますが、がんの種類や性別、年齢、生存率など、がんに関するあらゆるデータを登録しています。

2019年1月の発表で、2016年の新規がん患者数はまたしても過去最高を記録しましたが、そのすべての患者の情報はこのがん登録データベースに加わっています。こうして、日本のがん診断は今後も日々変容していくのです。

2 AIによる疾患スクリーニング

先述の囲碁AIを開発したディープマインド社が英ムーアフィールズ眼科病院と共同開発した画像診断システムも、スキャン画像によるディープラーニングで精度を高めています。なお、2018年9月に『ネイチャーメディシン』誌に掲載された論文によると、**緑内障や糖尿病性網膜症、加齢黄斑《おうはん》変性などを含む眼疾患を94・5パーセントの確率で言い当てることができるといいます。**

この画像診断は、画像から疾患の特徴を検出する機能を持ち、診断結果を分析してそれが正しいか検討し、疾患の進行度などによって適切な治療を提案することもできます。世界的に見ると、眼科専門医の人的リソース不足などが理由でスクリーニング画像診断がおこなわれず、糖尿病が重症化し、必要な糖尿病性網膜症の治療を受けられないままの患者が多数いる地域は多く、問題になっています。このディープマインド社の医療技術はこのような問題に解決を与えるものと期待されています。

3▼AIによるがん治療オプションの提案

がんの治療というのは、かかった患者の身体から見ると招かれざる同居者を退治するようなものです。そのため、治療薬ががん病巣だけでなく、患者本人も痛めつけてしまう、ということがしばしば起こり、これが多彩な激しい副作用を起こす原因でもあります。

そういった背景のなかで、米ＩＢＭ社のＡＩ「ワトソン」をがん診療に用いた、米テキサス州ヒューストンにあるＭＤアンダーソンがんセンターのがん診断のプロジェクトの実例を見てみましょう。

ＯＥＡ（Oncology Expert Advisor＝がん専用アドバイザー）と呼ばれるこのシステムでは、家庭医にかかってがんの存在を疑われた患者が腫瘍内科の専門的診察を受ける際に、可能な治療オプションや臨床試験（治験）への参加、必要な事前検査の提案などをＩＢＭ社の人工知能からも受けることができます。

AI医師はこの分野の最新の治験やガイドライ

ンの状況を熟知していて、そのために治療の選択肢を詳細に提示することができるのです。

しかし、このプロジェクトは、2017年中にIBM社とMDアンダーソンがんセンターの協業が解消されるという事態を迎えました。このことは当時、ワトソンの試みがうまくいかなかったのではないか、という疑心暗鬼を招きました。

また、米国の高名ながん専門医が、ワトソンを評して、一般的な教科書よりも数段劣る、という趣旨の発言をして話題になったこともあり、巨費を投じて進められているワトソンが順調に成長するかどうかは未知数です。

しかし実際、**ワトソンが提案した治療法の提案は90パーセント以上が腫瘍内科の専門医が提案する方法と一致する**ことが報告されていますし、そもそもこのように否定意見が熱く語られること自体、AI医療に対する大きな期待を裏打ちしているものとも思われます。

そして2017年秋にIBM社は、マサチューセッツ工科大学（MIT）とワトソンの共同研究を10年間にわたっておこなうと発表しています。遠くない将来に、ワトソンを含むいずれかのシステムが、新しい段階に進んだサービスを提供してくれると信じています。

4▼ＡＩの副作用予測

医薬品には、もともとわかっている副作用のリストがあります。しかしさらに、**同時に飲んでいるいろいろな薬の副作用のリストと、実際に患者に起こった副作用の情報を組み合わせることで、より精密な副作用予測ができるようになります。**

副作用は、処方する医師や薬剤師がよくわかっているものでＡＩの出る幕はなさそうに思えるかもしれません。しかし、膨大な副作用情報と薬の組み合わせ、そしてそれぞれに背景が異なる患者の状態に応じて適切な副作用予測をすることは、医師や薬剤師にとって容易なことではありません。このリスク管理をＡＩが代替したり、予測した結果を診療に役立つかたちで提供したりすると、薬の安全性は非常に高まることになるでしょう。

ここまではＡＩのことばかりを書いてきましたが、ＡＩが近未来の診断技術をすべて担っているわけではもちろんありません。ここからいくつか、その他の診断技術について見ていきたいと思います。

5 カプセル内視鏡

カプセル内視鏡は、口から飲み込んだ薬サイズの内視鏡が身体のなかを旅して見聞し、消化器系の病気を報告してくれる装置です。この分野のパイオニア的存在である日本メーカー、オリンパス社が業界をリードしています。

一見ＳＦのようなこの技術はすでに実用化されていて、日本の保険医療システムで使えるようになってすでに5年以上経っています。保険財政上の問題もあり、保険の範囲ではいまはクローン病などの特定の難病のみにしか用いることができません。

このような技術が、技術革新の最初のころのように人間側が機械に合わせるのではなく撮影方法や人間側の負担などについて機械側が人間に合わせる究極のかたちになってくることは、医療技術が完成期に入っていることの何よりの証拠だと思います。

そもそも、人間側が機械に合わせるのがおかしいのですが、**機械側が人間に合わせることがようやくいろいろなかたちで実現しています。**このカプセル内視鏡も、次に紹介する次世代超音波もまた、その仲間であると思います。

6 ▼超音波診断

超音波検査は、20世紀医療革新のなかで、現代医学を著しく発達させた偉大な立役者でした。ですが、20世紀から21世紀という端境期に臨床現場にいた私には、その技術はどこか中途半端さを感じさせるものでした。一目では何が映っているのかわからないような、ぼやっとした画像なのです。

しかし、初学のころには何が映っているか見当もつかない初心者泣かせの超音波画像も、1年も向き合っていると細かなところまで見えるようになります。いったんそうなれば、あとは専門家同士、高度な議論をすることができるのです。

しかし、よく考えてみるとおかしい点があります。これが最初から誰でも簡単に理解できるような画像になっていれば、その道の専門家になろうとする人のハードルも低くなりますし、専門家と非専門家である患者などの意見のやり取りも簡単になります。

このことは超音波専業メーカーの技術者の誰もが考えていたし、医師やエコー技師のニーズでもあったのですが、**21世紀になって、センサー技術と周辺ソフトウェア、その両者のＡＩ化が補い合ってかつての超音波とは全く違うわかりやすい画像が実現しつつあります。**

私はこの原稿を書いているいま現在、画期的な画像を紹介できると思っていたのですが、まだ大々的な発表は聞こえてきません。ただその予想は外れたとはいえ、もう間もないことは間違いありません。

また別の方向性として、iPhoneで誰でも簡便に超音波画像を見ることができるサービスである「アイキュー」がFDA(Food and Drug Administration＝アメリカ食品医薬品局。薬品や医療機器の認可や違反取り締まりをおこなう機関)認可のもと米国のバタフライ社によって2018年に開始されています。

このように病院内技術であったもののユニバーサル化は、がんや生活習慣病の早期発見に有用と思われます。

ほとんどの医師がいなくなる世界

AIやロボットによる診断はさまざまなところですでに始まっています。

たとえば英国では、日本の国民健康保険制度にあたるNHS(National Health Service＝

国営医療制度）が、ネットを通じた自動診断サービスの実証実験を始めています。

具体的には、遠隔医療のスタートアップ企業の英バビロンヘルス社と提携して、スマートフォンを使ってチャットボット（人間に代わって会話をおこなうコンピュータプログラム）による自動診断などがおこなわれており、ゆくゆくは第2章でも触れたホームドクターの役割をこのサービスに担わせたいと考えているようです。

診断内容のデータベースは日々アップデートされていきますから、自動診断の精度も向上していきます。**少し身体の調子が悪いなと思ったら、とりあえずＡＩによる自動診断を受けてみるという生活がすでに実現されつつあるのです。**

英国のＮＨＳはネットにアクセスして……という形態ですが、今後こうしたサービスは、もっと生活に溶け込むかたちで提供されるようになる可能性があります。

少なくとも、医師の診察を補完するという意味における問診については、家庭用ロボットの「ペッパー」などを用いた多くの実例が出てきており、それらのいくつかは目にされたことがある方もいらっしゃるのではないでしょうか。

・ｉＰｈｏｎｅの「Ｓｉｒｉ（シリ）」や「グーグル・アシスタント」、近年、普及を始めているスマートスピーカーなどがその窓口になるかもしれません。これらがやろうとしていることの本質は、**ＡＩによる自動診断技術を生活にできるだけ溶け込んだかたちで提供すること**です。

例を挙げるならば、米国でＦＤＡが、革新的な医療機器に対する画期的医療機器申請（De Novo申請）で初めて認可したＡＩ「アイディーエックス」がわかりやすいでしょう。

アイディーエックスは、糖尿病性網膜症の診断のため眼底写真をＡＩが自動分析するもので、眼底写真の判断ができない一般の開業医が利用することを前提につくられているＡＩです。

ＦＤＡの申請に用いられたデータによると、**アイディーエックスは眼底写真を90パーセント以上の確率で正確に判定してくれ、専門の眼科医にはかなわないにしても、その精度は医師の平均をはるかに上回っています。**

また、米国のカルディオグラム社という企業が開発した技術は、「アップルウォッチ」の心拍数モニター機能を用いて、安静時心拍数と心拍数の変動を指標に糖尿病かどうかを診断してくれます。

これは糖尿病固有の指標であるＨｂＡ１Ｃ（ヘモグロビンエーワンシー）を直接測定するわけではありませんが、心拍数のデータだけで糖尿病を85パーセントの確率で正しく診断できるそうです。

アップルウォッチは２０１８年秋にリリースされたアップルウォッチ シリーズ４からＦＤＡ認可を受けた心電図機能を搭載しているので、ウェアラブルデバイスとして「一線を越えた」と言うことができるでしょう。

医師の診療行為は、実務上もＡＩが代替する本格的な時代に入ってきているのです。

診察が「わざわざ受けに行くもの」ではなく「その場で訊《き》いてみるもの」になるのも、時間の問題です。

人間の医師が次第に不要になるということが医療の現場を変えていくことは確かだとして、個人の行動様式はどう変化するのでしょうか。

医療を受けるということが特別な行動ではなくなり、ごく日常的なことになるのだと私は思います。私たちにとって食事をすることが特別なことではないのと似た感覚です。日常の食事の多くが自宅で済まされるのと同様に、健康をチェックする機会は家庭や職場などふだん訪れる日常的な場にどんどん取り込まれ、**特別な機会にしか病院に出かけず、目的がはっきりせずに生身の医師と会うことは珍しくなってくるでしょう。**

医療情報のセキュリティ確保にブロックチェーン

一方、そのような診断が実現するときに心配な面も出てきます。患者の個人情報の管理はどうするのか、という問題です。

長いあいだ、病院における医療情報の管理は非常に原始的なものでした。他人には読めない乱筆乱文、かつ、ひどい場合は日本語、ドイツ度、英語交じりの、読む人のことを全く考えていないような文書が「カルテ」と称されて各病院に山のように存在していました。そんな状態を棚にあげて、「やっぱり手で書きたい」と主張する人が多い医師たちのカルテを電子化する「電子カルテ」の普及は並大抵の苦労ではありませんでしたが、ようやく1990年代に入って徐々に病院にある医療情報を有効活用する動きが広がりました。

現在、病院では、患者のカルテ情報を電子的に管理すること自体はかなり一般化し、あとはそのデータを医療機関の枠を超えていかに有効活用するかが重要になってきています。

特にここのところ、レセプトデータや医療情報の活用環境の整備がぐっと進んできました。厚労省主導で収集を始めていたＮＤＢ（National Database＝診療報酬のレセプト情報と特定健診・保健指導の結果を含むデータベース）のうち、民間の医療や医療ビジネスに役立つと思われるデータが選ばれ、２０１６年から公開され始め、社会資源として活用される時代に入っているのです。

そういう流れのなかで、情報を活発にやり取りして利活用する際の情報漏洩等のリスクを最大限回避するために、ブロックチェーンを医療に活用することにも注目が集まっています。

仮想通貨の基盤技術として知られるブロックチェーンですが、近年は、音楽や絵画の著作権管理や土地取引などさまざまな分野で応用され、その流れは医療分野にも及んでいます。

ブロックチェーン技術とは何ぞや、について深く掘り下げることはここではしませんが、簡単に言うと、**「改ざんできない、公開型の取引台帳」**という特性があり、それが医療情報や健康記録をセキュリティに配慮して安全に扱わなければならない医療系のスタートアップ企業で注目されているのです。

ブロックチェーン技術を利用すると、電子カルテは医師による署名付きでブロックチェーンに追加されます。記録にアクセスや変更をした履歴がすべてのコンピュータに保持されるので改ざんの恐れがなく、患者と医療提供者の双方で医療情報が安全に保たれます。また、患者の意思をブロックチェーン上に記録できるので、医療データから、患者がアクセスを望まない第三者を排除することもできます。

たとえばブロックチェーンを利用した電子健康記録のベンチャー企業メディカルチェーン社は、2017年にはプレICO（Initial Coin Offering、株式でいう株式公開に似た資金調達法）を開始、2018年に米大手病院であるメイヨークリニックと共同作業協定を締結して、すでに試験運用を始めました。

患者が医療データを保持するための「ウォレット」（データの保管場所）**を作成すると、権限を持つ医師のみがその患者記録を読み書きできる**というものです。オンライン診療時にもアクセスできるので、遠隔医療への応用も可能です。

ブロックチェーンが医療情報管理の中心を担うかどうかはまだわかりませんが、医療情報のセキュリティ確保の点で注目しておきたい技術です。

また、厳密にはブロックチェーン技術ではないのですが、類似のものでこれよりも先んじているものとして、エストニアが国家として取り組んでいる事例を挙げておきます。

エストニアでは国民全員が国民ＩＤとメールアドレスを与えられ、日本のマイナンバー制度同様に、本人に関わるすべてのデータが紐づけられています。受診した先の医師なども医療情報を見ることができ、見た人の履歴も本人がわかるという意味で、上述のブロックチェーンと類似の技術です。実践がもっとも先行している事例として、今後私たちがこのような医療情報の利活用を考える際のモデルケースになると思われます。

「患者力」の大切さ

ブロックチェーンが広まるか、さらに別の技術が現れるかはともかく、この種の技術で薬の製造工程から患者に処方された後までをトラッキングして薬の適正な使用を見守るなど、新たなサービスが生まれる可能性があります。

健康診断だけでなく電子カルテに結びついたヘルスケアアプリケーションやサービスとして、運動や食事など健康を促進するアクティビティをＡＩが提案するといったことも起きるでしょう。

一人ひとりが医療に自ら気軽にアクセスできる世の中になるのです。

人間の医師が必要なくなるぶん、長期的には人件費を抑えることができ、医療費が抑制できる可能性もあります。

医師に処方してもらうのではなく、患者自らが薬を選択して薬局で処方薬（正確には、普及度が高いために処方薬から薬局で販売できる「ＯＴＣ」というものに格下げになった薬）を購入するモデルを**「セルフメディケーション」**と言いますが、これも患者と医師の関係が変化していく流れの一つです。

さて、先に医師は要らなくなると表現しましたが、本当に生身の医師が不要だと言いたいのではありません。

「最終的には人間のお医者さんに診てもらって、漠然とした不安を解消してもらいたい」

「話を聞いてほしい」あるいは「重要な判断は信頼できる先生に任せたい」などの要望を持つのは当然だと思います。あくまでも、「これまでと同じ医師像でＯＫ」と考えるような医師は退場せざるを得なくなるという意味にとらえてほしいと思います。

ほかにも課題はあり、**患者自身がＡＩに正確に自分の症状を伝えるなど、患者側にもスキルが求められます。**しかし、医療現場におけるＡＩの活用が私たちの生活をより便利に、健康にしてくれる一助となるのは確実です。

遠隔医療のテクノロジー

さて、前項のブロックチェーンのような技術が求められる大きな理由の一つに、**患者が医師のところにわざわざ行かなくても診療を受けられる「遠隔医療」**の実現があります。そこで、遠隔医療について少し補足します。

遠隔医療とひと口に言っても、提供するサービスが診断なのか治療なのかという違いもありますし、また、誰と誰の間に情報科学技術を用いるのかによっても、臨床医―専門医の間でおこなわれる画像診断サービスを代表とする医師─医師間のもの、医師─患者間でおこなわれる遠隔診療や治療、医師─看護師─患者間という連携で提供する形態のもの（介護サービスなど）といった類型があります。

安倍政権の強い後押しのもと、電子化された医療情報の取り扱いに関わる3省（厚労省、経済産業省、総務省）発出の、いわゆる「3省4ガイドライン」をもとに、慎重な議論がされてきました。新しい時代の仕組みである遠隔医療を皆が納得するかたちで定着させていくためです。

そういったなかで、**2018年の改定でオンライン診療に診療報酬の点数がついたため、その活用にビジネス的な関心が集まっています**（遠隔地でおこなわれるとは限らないため、オンライン診療という名称になりました）。

ただ、2019年1月現在の診療報酬は生活習慣病等に関する受診を想定しているために、参入する側にとってビジネス的な妙味は限られています。

たとえば、医療AIに加えてオンライン診療サービス「クロン」を手掛けるベンチャーのマイシン社のような事業にも、これは障壁になっています。具体的には、上述した制度の対象となる疾患群の限定や、現在の診療報酬の低さが影響しています。

なお、同社は内閣府と経済産業省が主導する「規制のサンドボックス制度」で、2018年末に医療分野における最初の認定取得企業になりました。サンドボックスは、経済特区のように「他に影響が出ない子どもの砂場のような環境で、萌芽的ビジネスを自由に試行できる環境を行政が用意する」という仕組みで、迅速な実証や規制改革に資するデータ収集を促進するものです。AI医療などの先進的な分野では海外でもよく採用されているモデルです。

この仕組みのもとで同社は、高熱が出るなどしてインフルエンザが疑われる患者に「クロン」のビデオ通話機能を用いて協力医療機関の医師が患者に指導し、患者が自宅でおこなう検査キットを使った検査の結果によって受診を促したり欠勤を助言したりします。

遠隔医療の本線は、今後、**「地理的に離れていて適切な受診が難しい地域等の人」「時間的に受診が難しい人」への浸透**と思われますが、先行する米国などに比べて、日本の国土は狭く、交通も発達しており、明らかに僻地《へきち》ニーズは少ないので、その点には小さからざる課題があります。

しかし、「遠隔」地でなくても、家族を連れて行かなければいけない「働き盛り世代」介護者の視点、つまり、足腰などの運動器の障害、目の障害、精神の障害を抱えた家族を

「移動」させにくい人たちにとって、遠隔診療の持つ意義は大きいと思われます。

上述したインフルエンザ診療の充実や、望まない妊娠の危険性がある性交渉があったあとに飲むことで避妊ができる「緊急避妊薬（アフターピル）」など緊急性のある処方行為がうまく実現できていない問題点もあり、オンライン診療の実施に関しては厚労省主導で拡大のための専門家の議論が進んでいます。

臓器はすべて交換できるようになる？

さて、次は「治療」について見ていきたいと思います。人生100年時代の私たちにとって重要な治療技術は主に、臓器の代替と、それ以外のテクノロジーに分けられます。

たとえばいま「人間の臓器が数十年しか持たないとしたら、臓器も人工関節のように交換して新しくできますか？」と問われれば、**「目や皮膚に関しては、医療の現場ですでに、実用のメドが立ちつつある」**とお答えできます。

たとえば2006年に誕生したiPS細胞。さまざまな組織や臓器に分化する能力と増殖する能力を持つ多能性幹細胞です。目の網膜の一部や皮膚は他の臓器に変化しようがない、ある意味使い回しの利かない臓器ですから、臨床研究や実用化に向いているのです。

しかし、**実は私たちはかなり前から「臓器の交換」をおこなっています。**

たとえば、加齢により水晶体が白く濁って視力が低下する白内障は、症状が悪化すると人工水晶体に交換する手術を施しますが、これも臓器の交換です。大きな意味ではメガネも臓器の代替と言えるでしょう。もっと言えば、入れ歯やカツラも「臓器の交換」です。

歯や髪の毛も臓器なのですか？　と戸惑いの声が聞こえそうですね。医師の認識では、**胃や肺などと同様に、心臓の弁や血液や歯、髪の毛も臓器です。**つまり、臓器を医者の感覚で定義すると「一つの機能を司っている身体の一部」となります。そういうわけで私は、大動脈弁を人工弁に替えたり人工水晶体を入れたりすることは臓器移植の一形態である、ととらえています。

さて、リスクと手間の問題がありますが、これからは臓器交換できるものは交換したほうが、下手に治療するよりも理想的な治療に近づくのではないかと思います。先述した人工水晶体や人工大動脈弁の登場は非常に画期的なできごとでした。このまま進めば、人工肝臓や人工心臓なども近い将来可能になるでしょう。

そもそも、弱ってしまった元の臓器を騙しだまし使う作戦では、その臓器の100パーセントの機能を果たせないですし、ある臓器が動かないと他の臓器もきちんと動かない場合があります。

たとえば腎臓と肝臓。この2つの臓器は仕事をシェアしているので、腎臓が弱っていると肝臓が頑張らないといけません。胃と腸の関係もそうで、胃を全摘出してしまうと、食べ物を直接腸で消化しなければならず、腸に大変な負担がかかります。しかし、臓器を交換すれば、他の臓器メンバーに負担をかけずに済むのです。

では、「五臓六腑」はすべて交換可能なのでしょうか？　答えはノーです。残念ながらいまのところ無理です。経済的な問題を除けば、胃や腸は交換可能でしょう。しかし、膵臓はおそらく大変難しいと思います。なぜなら、膵臓がいったい何の役割を担っているのかその全容がまだ解明されていないので、人工膵臓のつくりようがないのです。

役割が完全にはわかっていないという意味では、甲状腺や扁桃腺《へんとうせん》なども同様です。

盲腸（正確には盲腸の「虫垂突起」）を若いころに手術で取ってしまった、という読者も多くいらっしゃるかもしれません。しかし最近の研究で、**遺残（世代を経て退化し、消失すべき組**

織や器官がいつまでも残っていること）臓器と思われていた盲腸に、「腸内の善玉菌を育む」機能があることがわかってきました。そうだとすると、一見要らないように思える臓器であっても、取ってしまわないほうがいいという可能性もあります。虫垂炎の治療でも最近ではできるだけ盲腸は切除しないで薬で炎症を抑え込むようになっています。

また、自然な臓器では起こらないことなのですが、一部の人工臓器を入れた場合に、そこに菌がくっつくことにより、難治性の感染症を生じてしまう「バイオフィルム」というものが産生してしまう問題が知られており、人工臓器をめぐる解決課題の一つになっています。

このように人体には深く理解できたこともあれば、まだわからないこともあるのです。

可能性のある臓器代替

それでは、臓器の代替について、まとめて述べてみようと思います。へたった臓器を蛍光灯のように交換することは、人間の永年の夢でした。まだ機能がわからない臓器もありますが、ほとんどの部品については「揃いつつある」のが現状です。

1 人工心臓

心臓を人工心臓に置き換える試みは、これまでさまざまおこなわれていますが、実用にはまだ少し時間がかかります。しかし、ポンプ機能などを代行する補助人工心臓（ＶＡＤ）は、実用の域に入り始めています。

他人の心臓を用いた心臓移植は国内でこの20年間に４００例を超す数（日本心臓移植研究会）がおこなわれていますが、法的制約もありドナーが極めて限られていることから、補助人工心臓は広く用いられています。

２０１７年には重症心不全の患者に対し、植え込まれた本体からつながった電極を耳の後ろから体外に出す新しいタイプの**植込み型補助人工心臓**を用いた治療の国内成功例が大阪大学から発表されました。感染などの問題が起こりにくく、従来のものに比べて患者の日常生活が制限されません。あくまでもいま動いている心臓を「補助」する役割ですが、この他にもさまざまなタイプの開発が試みられています。

同じ２０１７年には、カテーテル経由で左心室から上行《じょうこう》大動脈に新鮮な血液を直接バイパスして循環補助する「インペラ」（アビオメッド社）に保険が適用されるようになりました。

全世界ですでに10万人以上の患者に使われている機器です（２０１７年現在）。超重症の心不全が悪化した場合や、他の原因でショック状態になるなど緊急事態に有効と考えられています。この種の技術は、現在は急性期にしか用いられていませんが、今後、亜急性期や慢性期にも使えるように進化していくものと思われます。

さて、心臓においてもｉＰＳ技術は極めて重要です。重症心不全患者の新たな治療法として、患者から採取した筋肉を用いた心筋シートが２０１６年にすでに実用化されています。そして目下、さらに高い効果を期待して、京都大学のｉＰＳ細胞研究所（ＣｉＲＡ＝サイラ）と大阪大学が共同で、**ｉＰＳ細胞由来心筋シート**を用いた重症心不全治療の開発を進めています。心筋を代替するわけです。２０１８年には厚労省の主催する会議がこの臨床研究を実施する方針を認めてニュースになりました。

また、心筋ではなく、心臓の弁は、そこだけを置き換える新しい技術が急速に広まっています。たとえば、肺できれいにされた新鮮な血液が大動脈に出ていくゲート（弁）が悪くなる大動脈弁狭窄症という病気では、大動脈弁を人工的な弁に置き換える手術が20世紀から広くおこなわれていました。ところが２０００年代になって、外科手術ではなくカテーテルを用いて内科的な方法で治療をおこなう技術が欧米で使用され始めました。日本でも2013年に保険で使用できるようになり、広くおこなわれています。

もちろんカテーテルを使った方法ではなく、外科手術をしなければ治療できないケースも多数ありますが、長い目で見ると、**手術ではない方法が世の中に広く浸透していく**ことは間違いないと思われます。

カテーテルで弁を置き換えたり修復したりする技術について補足すると、いま述べたのは大動脈弁の話ですが、2018年4月には、同じくカテーテルを使い、僧帽《そうぼう》弁という左心房と左心室のあいだにある弁の閉鎖不全症の治療ができる技術が日本でも保険適用になりました。

心臓に4つあるうちの残り2つの弁の病気についても、いま世界中でカテーテル治療の開発が進んでいます。21世紀前半に完成する技術として、大いに注目する必要があります。

2 人工肺

米テキサス大学医学部ガルベストン校の研究チームは、2018年8月、「バイオエンジニアリングによって培養した肺を成豚に移植することに成功した」と発表しました。**ブ**

タは循環器系の構造や機能などがヒトと似ているので、いずれ人間に移植する肺の培養も可能となることでしょう。

ブタなどの動物で臓器を培養するのには理由があります。それは、チタン製人工関節のような無機物を体内に入れると感染症のリスクが高まるからです。

細菌が繁殖した場合はいったん人工関節を外して抗生剤で完全に細菌をゼロにしてからまた入れ直すことになります。その意味でも、体内に入れるものについては動物由来や人間由来の有機物が有利な場合も多いのです。

3 人工腎臓

腎臓は素人目《しろうと》には地味な臓器かもしれません。しかし、人間の身体にとって日々不要な物質を濾過《ろか》して排出するという機能は、他の臓器に勝るとも劣らぬ重要なものです。

そして、その重要さゆえに、人工腎臓は「透析治療」というかたちで早くから実現してきました。血液透析は1950年代には実施され始め、1990年代からその数は増加して年間30万人以上が受療しているといわれています。

血液透析は実際にかかる費用に対して自己負担率は高くなく（年間500万超の費用がかか

る治療に対し、収入等によりますが、多くの場合、個人の負担は月に1万円程度）、国が負担する総額は年間1兆円を大きく超えています。ちなみに日本では透析というと血液透析のイメージが強いですが、たとえば東南アジアの一部の国では施設や水の衛生環境などさまざまな要因もあり、腹膜透析が中心です。

血液透析では、米国では簡便な操作で在宅血液透析がおこなえる「ネクステージ・システム・ワン」という装置が2005年から使えるようになっており、在宅血液透析患者は6000人を超えています。2018年8月にFDAがネクステージ・システム・ワンを単独で使ってよいとする決定を下して、いよいよ同製品は市民権を得てきています。これは人工腎臓の過渡期の姿といえるかもしれません。

その一方で、人間の身体のなかに埋め込んでしまうような人工腎臓はまだ実現していません。iPS細胞研究のロードマップにも、腎臓に関する前臨床試験（動物実験）が2020年以降、実際の患者における治験は2025年以降とされており、開発の目途さえ立っていないと考えるのが正確なところです。

前述したように、臓器の持っている機能が単一でないことが後からわかる、ということは医学の歴史では頻繁に起こってきました。

腎臓には、濾過以外に新たな赤血球をつくり出す造血という重要な機能があります。この造血を促進するエリスロポエチンというホルモンは腎臓から分泌されますが、腎臓のはたらきが低下するCKD（Chronic Kidney Disease＝慢性腎臓病）という状態になると、エリスロポエチンの分泌が減り、「腎性貧血」というタイプの貧血になります。

これを防ぐための薬はエリスロポエチンの産生を助けるESA製剤（赤血球造血刺激因子製剤）が中心でした。まだ結論には至りませんが、人間の身体が過酷な低酸素状態（高地など）だといつもより頑張るメカニズムを利用したHIF-PH（低酸素誘導因子プロリン水酸化酵素）阻害剤という薬が有力な可能性があり、治験等が進行しています。

人工腎臓の実現はまだ先ですが、腎臓の造血能力の問題が解決できれば大きな進歩です。

4 人工の腸

腸というのは原始的な臓器です。というのも、小腸は6～7メートル、大腸は1・5メートルもの長さを持ち、広げると小腸は200平方メートル、大腸は100平方メートルともいわれます。そんな、私が住んでいる家が恥ずかしくなるような広さを持つ臓器なのにもかかわらず構造は単純に見えます。よく知られているとおり蠕動《ぜんどう》する腸内を食べ物が移動するうちに必要な養分を吸収していく仕組みを持ちます。

身体の見方を少し変えて人間をドーナツ状のものと考えると、小腸や大腸といった腸管の中身は体の外にあるともいえますが、その「中身」については21世紀になって急に理解が深まってきたという事実があります。

腸のなかには、細菌や真菌、ウイルスはもとより、バクテリオファージと呼ばれる細菌を宿主《しょくしゅ》とするウイルスなど多様なメンバーが存在します。そして、この組成こそが正常な腸の働きに必須なものであるというのが最新の研究の成果で明らかになっています。

この腸内生物の集合体は「マイクロバイオーム」、強《し》いて日本語に訳すと微生物叢《そう》ということになりますが、このマイクロバイオームの移植が実際におこなわれています。**便微生物移植（FMT）**と呼ばれるこの方法は、今世紀に入ってから進展が著しく、特にクロストリジオイデス・ディフィシル感染症という腸炎においてその効果は抜群で、2013年に90パーセント以上の同疾患の患者が1回のFMTを受けただけで完治したという報告がされてから、盛んに研究されるようになりました。これはほぼ腸移植と考えてよいものです。

もちろん、これは「中身」なので、耐用年数を過ぎた腸そのものの移植については再生医療の進展を待つことになります。

5▼人工子宮

医師の友人などと人工臓器の話をしていると、実現性はまだ低いものの需要が多そうな臓器として、子宮がよく話題に上ります。

子宮は構造的には単純で、代替は一見簡単そうですが、実際には非常に難しいでしょう。iPS細胞研究ロードマップでも、実現性がある対象のなかに入ってきていません。

子宮は、世代を超えて営々と続く人間という存在を考えると非常に重要な臓器の一つです。この本が扱う「不死」と直接は関係するものではありませんが、一人の人間が希望に沿った人生を全うするという意味では、今後の技術革新のブレークスルーが望まれるものだと思います。

少し視点を変えてみましょう。「子をなす」という点だけで言えば、究極に進歩しつつある生殖、不妊治療技術は、精子や卵子を凍結保存し親の年齢にかかわらず子どもを授かれるように整ってきています。パートナーが異性である必要さえ、もう絶対のものではありません。

さらに進んで、パートナーがいない状態さえあり得ます。つまり、自分自身のDNAだけからでも子をつくれるのです。サンプルは手指などの皮膚でも、唾液でもなんでも構いません。この技術は特に**クローン技術**と呼ばれます。

1996年に、羊のドリーというクローンが誕生して世を席捲《せっけん》したことを覚えている方も多いと思います。あのドリーこそがクローン技術で生まれたものです。通常はペアであるはずの親という存在は片方だけしかなく、遺伝子学の立場で見ると、親と同一の個体とみなせるのです。ただし、ドリー羊は以降の研究によって、短命であることが知られています。ドリー羊だけではなく、その後の追試においてもクローンベイビーの短命は確認されています。

また、クローンには種の保存という観点で別の脆《もろ》さもあります。そもそも、なぜほとんどの生物に雌雄があり、かつ、個体が少しずつ異って生まれるかというと、思わぬアクシデントがあっても、多様性、遺伝情報の冗長性によって生き残れるすべを残すためです。

ペストやコレラが大流行して多くの人が死に至っても、何割かの人が生存するのはこの多様性によるもので、仮に人間がすべて同一のクローンになってしまうと、何かのきっかけで全滅することもあり得るのです。

なおこれに関連する話として、中国人研究者が、エイズウイルス保有者である男性のウイルスから妻子を守りながら子をなすために、ゲノム編集した受精卵を女性の子宮に戻して双子の女児を出産したことが報じられ、２０１９年１月に中国当局が事実関係を認めました。

そんなことができてしまうのかとびっくりした方もいらっしゃると思いますが、取り出した受精卵を修飾して着床させることは前世紀に確立している技術ですし、２０１３年に**「クリスパーキャス9《ナイン》」**という優れたゲノム編集技術が登場してからは世界中で盛んにゲノム編集が研究されています。

中国は国家戦略の位置づけで臨床応用を促進していますが、これを誰もやらなかったのは、研究者や医師としての倫理的な判断として「それをやっちゃあ、おしまいよ」と誰もが思っていたということです。

今後さらに医療技術が進むと、あちこちでこのような問題が起きてくるはずです。どのような方向に進むにせよ、技術は人間のためにあるべきと私は思います。

ところで「子をなす」話とは逆の方向ですが、ピル（経口避妊薬）をデジタルに代替するものとして、「ナチュラル・サイクルズ」（ナチュラル・サイクルズ社）というスマホアプリが2018年夏に革新的医療機器としてFDAの認可を受けています。毎朝の体温や月経期間データを自動取得し、日々の妊娠可能性を教えてくれます。技術的には、デジタル・ピルとも呼んでよいものです。ライフログはここまで面倒を見てくれるのです。

6 人工の眼

眼科領域ではiPS技術を用いた角膜（角膜上皮）の置き換えが臨床応用に近づいています。角膜移植自体は古くからおこなわれていますが（日本の初症例は1949年）、これまでは死体からの角膜移植であり、人工角膜はiPS技術によって新たにもたらされたものです。多層性の複雑な構造を有する網膜の再生技術のなかでも網膜色素上皮では、研究が先行しているなど、眼の人工化にはある程度の道筋が立ったといえる状況です。

この他の技術としては、白内障用の人工水晶体で2008年から先進医療の制度下に治療オプションとして加わった**多焦点レンズ**があります。従来の単焦点のものと違い、遠距離、近距離を合わせて複数の範囲で焦点が合うように設計されており、高齢者の視力の問題を解決してくれる可能性があります。

7 人工耳（人工内耳）

人工内耳は補聴器とは異なります。

私たちになじみの深い補聴器はまさに聴力の補助をする装置であり、人間が感じる音を増幅することができるのみでした。したがって聴力が一定以上失われると、それを元に戻すことは補聴器ではできませんでした。

近年著しく進化を遂げている人工内耳は、これとは根本的に異なります。外界からの音を電気的信号に変える「蝸牛《かぎゅう》」という部位に直接電気刺激を与え、あたかも患者の耳自身が音を聴き取ったのと同じような状況をつくり出すのです。これはもう、技術による臓器の完全な代替と考えることができます。2014年には、低周波域はまだ十分聞こえるので補聴器、高周波域が聞こえないので人工内耳というハイブリッド製品も使われ始めました。

実際にこの手術を受けている人は、まだ人口100万人あたり年間10人ほどですが（日本耳鼻咽喉科学会の統計による）、飛躍的な増加傾向にあります。

高度な手術による治療と対比されるもう一つの方向性は、より現代的かつ非侵襲的（身体への負担がないこと）な技術的方法によるものです。ブルートゥース接続でｉＰｈｏｎｅを使う「イヤラブル」形式の安価な補聴器が登場しました。リサウンド社というデンマーク発の会社が開発しているものです。

いまはまだどうしても音が少しずれてしまう、いわゆる「タイムラグ」がある点で総合力ではフォナック社やシーメンス社などの老舗大手の従来型の補聴器に勝ててはいませんが、リサウンド社の**音声処理技術やワイヤレス通信技術を組み合わせた補聴器などにより、国内補聴器市場規模は、潜在的には現在の10倍以上ある**との見通しもあり、非常に注目すべき領域と考えられます。

現在のところはまだ、日本の社会には補聴器は忌避したいというコンセンサスらしきものがあるように思われます。その文化的ハードルが眼や歯と同じように下がれば、高齢になると耳が聞こえなくなる、という通念はもはや過去のものになっていくでしょう。

8 義手・義足

ここでは「本物らしい義手・義足」という材料工学的、人間工学なアプローチの進化を理解するのに、日本のイクシー社の義手を挙げておきます。これは、10万円程度と低価格でスタイリッシュな義手を提供するものです。義手というと実用的ではあるけれど、とてもファッショナブルとはほど遠い、と思う常識を覆《くつがえ》すような出来映《ば》えです。

このように旧来の義手・義足にも見るべきものはあるのですが、その一方、AIを用いた義手に類似する技術の開発も進んでいます。

マイクロソフト社はこれまでのビジネスで培った技術力を用いて、医療デバイスの開発を主眼の一つに置き始めています。

義手に関連する技術として、実際の製品として出てきているものの一つが、**パーキンソン病による手の震えをコントロールできる腕時計型の「エマ・ウォッチ」**という装置です。パーキンソン病では何かをしようとすると自分の手が震えてしまう「企図振戦《きとしんせん》」という手の震えがあるのですが、この振戦を打ち消す動きを加えることで震えをなくすことができるというものです。ちょうど、雑音を打ち消す波を加えて静かな環境を実現するノイズキャンセラーのヘッドフォンと同じような仕組みです。

9 人工骨

骨の再生については、古くは自家骨移植（自分の骨を採取して転用する）や、同種骨移植（遺体または生体から提供された同じ部位の骨）による治療がおこなわれてきましたが、利用できるシーンが限られるため、**20世紀からすでに生体適合材料、つまり、身体にうまく取り込まれる物質を用いた人工骨の利用が盛んにおこなわれてきました。**

近年、オルソリバース社による綿状の人工骨充填《じゅうてん》材料「レボシス」が開発されるに至り、人工の骨という観点ではすでに完成の域に近いと思われます。それでも、人工骨はあくまで人工のもので、生体骨を失った患者にとっては、強度や元の身体との相性などの点で生体骨を再生する技術に期待を寄せる状況が続いています。

10 人工筋肉

これこそが人工筋肉、と断定するには多少抵抗はありますが、ロボット工学の考えを利用した素材開発**「パワード・クロージング」**で、筋肉の補助をおこなう米サイズミック社のレオタード型のアシストスーツがあります。制御装置込みで2・5キロとちょっと重いですが、ユーザーの姿勢に合わせて自動的に強度調整ができ、身体の疲れ方の状況に応じた最適なサポートをリアルタイムに提供してくれます。

これはもはや、人工の筋肉と考えてよいと思われます。使用状況は生体ログデータとしてモバイルアプリで管理でき、ユーザー自身でアシストの度合いも調整できます。

11▼人工皮膚

人工の皮膚は、医療分野では昔から需要が高いものでした。というのも、重度のやけどなどで皮膚が大幅に損なわれると、人間は生命を維持できません。皮膚科領域では「年齢と皮膚損傷面積の比率（パーセント）を足して100になると死亡率50パーセント」というような、100歳寿命の時代に気になる言い方もあります。

こういった皮膚の応急処置にはかつてはコラーゲン、シリコンなどの材料が使われてきましたが、患者由来の皮膚をもとに培養した皮膚シートを使った熱傷治療などはすでに軌道に乗った技術と考えてよいと思われます。

皮膚の生着には、加わった皮膚を異物と認識する免疫反応が問題になるのですが、再生医療はこの問題を大きく解決しました。

3Dプリンターで患者にフィットする人工皮膚を

作成し、治療できる時代が来ます。

なお、皮膚には、表皮、真皮、皮下組織の3つの層があるのですが、一番体表に近い表皮の技術が最も進んでいます。大きな構成要素である真皮についても今後、開発の完成が期待されます。

これとは別に、花王が2018年に発表した「ファインファイバー」にも注目が集まっています。これは、40～70マイクロメートル（0・04～0・07㎜）という微小な繊維片を肌に直接塗り付けて膜状の皮膚的な構造物をつくるもので、新たな皮膚の時代を感じさせてくれます。

特に、皮膚は上述のような純粋に医療的な意味でも大切なことは確かですし、そのうえ、美容の観点でも重要なものです。まさに毛色の違う皮膚の話ではありますが、この種の技術開発は今後非常に加速すると思われます。

脳の代替はあり得るのか

究極の臓器代替は「脳」の代替です。しかし、考えれば考えるほど、脳を代替するとはどういうことか、という哲学的命題にとらわれてしまいます。**完璧な代替脳ができ、私たちがいま使っている脳が不要になってしまうとして、その人は私たち自身といえるのでしょうか。**

脳には、大脳で数百億個、小脳で1000億個という神経細胞があり、相互にネットワークをつくって高度なチームプレーをしています。大脳の細胞のなかには、周囲が一所懸命働いてくれているので怠けている奴らがいることも知られていますが、実際、脳細胞の個々の働きや分業についてはまだわかっていないことが多いのです。

さて、正常に機能する脳細胞を補充するという意味においては、いくつかの技術が挙げられます。

まずは、2018年11月に京都大学がパーキンソン病患者の脳にiPS細胞からつくった神経細胞を世界で初めて移植しました。

パーキンソン病は、神経細胞のあいだの情報伝達に用いられるドーパミンを分泌する神経細胞が減少してしまうために、身体のこわばりや手足の震えなどが起きる病気です。

この治験では、iPS技術で作成した約240万個の神経細胞が患者の頭部に注射されました。対象予定患者は7人で、結果の確認にそれぞれ2年以上の観察が必要なため、治療成績が明らかになるのはまだまだ先ですが、日本の期待の星であるiPS技術のいわば本線の治療分野です。

そもそもこの領域では、iPS細胞ではなく、(中絶された)胎児由来の細胞であるES細胞(胚性幹細胞)を用いた移植が1980年代からおこなわれていましたが、画期的な効果は得られませんでした。iPS技術はこれを凌ぐかが注目されています。

ノーベル賞を日本にもたらしたiPS細胞研究の推進の恩恵によって、安定した細胞産生技術の確立や技術評価に国家的な予算が投じられるようになり、民間ビジネスも活気づいています。そのことが、再生医療製品の自家移植の実現の大きな推進力になっています。

もうすでに実用段階に入った例として、ニプロ社と札幌医科大学が共同で開発した脳脊髄損傷患者の細胞治療技術について少し見てみます。

この技術は札幌医大の本望《ほんもう》修教授を中心に開発された脳梗塞や脊髄損傷に対する自家骨髄間葉系幹細胞の培養、移植技術です。**患者自身の腸骨から採った骨髄間葉系幹細胞を体外で増殖させ、再び患者に戻すことによって、脳梗塞の根本的治療を実現**するものです。いったん障害をうけた神経細胞が回復し、運動機能等が画期的に改善する驚異的なデータがすでに得られています。

また、ニプロ社が「先駆け審査指定制度」を用いて申請、2018年12月に「ステミラック注」という製造販売名で世界に先んじて条件付きの国内承認を受けました。2019年に発売される見込みです。

これは、脳梗塞や交通事故による脊椎損傷で日常の生活動作ができなくなってしまった患者が再び動けるように、患者自身の細胞を使って治療するものです。学会などで治療前後のビデオが公開されていますが、これまでの医療の常識では考えられないほどに画期的によくなります。

このような技術は、長寿によって生涯に脳梗塞を発症するリスクが増加している現代社会において、高齢者の生活の質を高く保つための技術としても非常に意味があります。

結局、人間のカラダは何歳までもつのか

では、人間のカラダ全体は何歳までもつのか、という話をここでは整理したいと思います。

人間の身体は１２０歳まで生きられるようになっている、という説が２０１６年に発表されました。きっかけは米国ニューヨークのアルバート・アインシュタイン医科大学が『ネイチャー紙』（電子版）に発表した論文です。世界各地域の生命表の延びを勘案して計算されたもので、科学的に正しい方法論で構成されています。

また、本当の限界は１２０年か１５０年か、果たして５００年か、さまざまな医学者や社会学者が侃侃諤諤《かんかんがくがく》、ある意味不毛な議論を続けています。

ただ、仮にこの種の理論が正しいとして、個別の人間が１２０歳まで生きられるわけで

もなければ、ある日急に平均寿命が120歳になることを意味するわけでもありません。

証明されたことを平たく言うと**「理論的に120歳まで生きても不思議ではない」**ということに過ぎません。「120歳の人を見てびっくりしてはいけない」と。

いずれにせよ、20世紀後半から21世紀の医療が寿命の延伸に大いに貢献しているのです。

数年前に、「テロメア仮説」が話題になりました。テロメアとは、染色体の端っこにある情報が書き込まれていない白紙部分のことです。このテロメアが人間の一生に起こる遺伝子転写の際に少しずつ消費されてしまい、これが枯渇することが人間の死を意味するというのがテロメア仮説です。

テロメアがなくなることイコール死を意味するため、テロメアは別名「命の回数券」などと呼ばれます。仮説が正しいとすると、テロメアを無駄遣いしないことが本来の天寿に近づく方法なのですが、**いまのところまだ回数券を無駄にしない乗車法はよくわかっていません。**

最初の質問に戻ると、これからの人間のカラダは少なくとも100歳までもつのだろうと私は思います。

外科手術におけるロボットの導入

さて、今度は臓器の「代替」以外の状況について見ていきましょう。なぜならロボット技術や低侵襲医療技術（患者の身体をできるだけ傷つけないで手術などをおこなう技術）の発達などが医療を変えていくからです。

第2章でも取り上げた手術支援ロボット「ダヴィンチ」は、人間が物理的に手の届かない箇所の手術をおこなったりミリ単位の精密な操作を代替したりするマシンで、実際の操作は医師がしていると説明しました。

ダヴィンチはそもそも、アメリカ陸軍が戦場にいる負傷者を遠隔操作で手術することを目的に関係組織に開発を依頼したものなので、医師が遠隔地にあるダヴィンチを操作して手術することが可能です。

とはいうものの、いま現在、日本で遠隔手術をおこなう積極的な意味はありません。なぜなら、日本では高水準の医療を受けられる場所への移動は米国ほど大変ではないからです。そうすると、手術中に不測の事態が起こった際、施術している医師が現地にいないと対処ができない、というような問題のほうが相対的に大きく残ってしまいます。また患者にとっても、すぐ近くに執刀する医師がいないと不安に感じるのではないでしょうか。

なお、よく質問を受けるので現在のダヴィンチについて説明を加えておくと、**ダヴィンチはいまのところＡＩの手法でどんどん勝手に手術をしてくれるという意味のロボットではありません。**「マスタースレーブ（主人と奴隷）方式」などとも呼ばれますが、術者の人間に命じられるままに細かな操作を代替する、まさに「手足となる」医療機器です。

ただ、これがＡＩによって制御されると世界は変わります。いわば、ダヴィンチをＡＩ医師が操作するようなＳＦ的シーンが実現するということです。

では、ダヴィンチにＡＩを搭載して自動的に手術できるようになる未来は来るのでしょうか？　来てほしいと思いますし、想像は膨らみますが、実際はそれほど簡単な話ではありません。

なぜなら一つの手術には４００を超える手順があり、手術を滞りなく進めるためのロジックと、それを遂行するための手技が必要になります。残念ながらいまの段階では、ＡＩ

は針を刺す場所やメスを入れる場所などを間違える可能性があります。

実際、ダヴィンチにＡＩを導入するメリットは、手術のプロセスを簡略化したり、鑑別診断（かかっている病気を特定するにあたり、可能性のある複数の病気を比較していくこと）をおこなったりする際に間違いをなくすということになるでしょう。

手術から低侵襲医療へ

さて、医療を個々の技術として見たとき、医療完成時代に向けた医療技術は低侵襲のものが多くなる傾向にあります。もちろん個別の臓器の代替を通して見てきたように、手術自体がなくなるということはとりあえずなさそうです。

それでも全体的な傾向としては、必要がない限り身体を切り開くことなく、あるときは口からカプセル型の医療機器を入れ、またあるときは逆行的に肛門のほうから入れ、さらには、大腿部などの太い動脈、静脈からカテーテルを通じて、人間の身体のなかに分け入っていく手法が求められていることはお話ししてきたとおりです。

身体を切り開かないことにはさまざまなメリットがありますが、特に大きいのは、**身体を切り開く医療行為自体が人間という生命体を一時的に究極の危険にさらすのを避けられる**ことです。手術の際におこなわれる（全身）麻酔というプロセスも、心臓や肺など基本的な生命維持の働きをなしている臓器に非常に高い負荷をかけるので、避けられるのならやらないほうがよいのは確かなことです。

１９８０年代から、かつては外科的な手術でしか治療しようがなかった重度の狭心症に対して、ＰＣＩ（Percutaneous Coronary Intervention＝経皮的冠動脈インターベンション）と呼ばれるカテーテルを用いて治療できる道が開けました。そして当時10年ないし20年ものあいだ、外科的治療を信奉する医師たちと、新しく出現した低侵襲のＰＣＩ技術を推進する内科医のあいだで、大小さまざまな攻防が繰り広げられてきました。しかし、やがてＰＣＩの技術は究極に進みます。

１９９４年には、いったん風船で拡張して治療した冠動脈の狭窄《きょうさく》部位を、ステンレスなど金属製の医療機器を血管内に留置してそのまま保持するステントと呼ばれる技術が日本でも使えるようになり、その流れは一気に定着します。さらに２００４年にはステント留置後の再狭窄を防止するための薬剤をステントから溶け出させる「薬剤溶出性ステント（DES）」が登場し、広く使われるようになりました。

私事で恐縮なのですが、私は父を冠動脈のバイパス手術で亡くしました。医師として働き始めて10年弱が経過し、何となく医療を掌中に収めたような気がしていた1997年（35歳）のころの話です。

私の勧めるままに受けてくれた手術後の予期せぬ合併症で父親を亡くしたことで、私はまたしても心に深い翳《かげ》を負ったのですが、それはおくとして、あと10年遅ければ、上述したようなPCIの流れに乗ることができ、父の命は長らえていたかもしれないということを、私はその後、本当に頻繁に思い出すことになるのです。

そして、そのときの思いは、必要な外科手術を必要なだけ受けられるような、そういう医療技術のポートフォリオの全体像が完成していく日を願い、そのためにほんの少しでも自分の力を使いたいと考える、というかたちでいまにつながっているのです。

iPSの現状と今後

iPS細胞（人工多能性幹細胞）は日本の誇る素晴らしい技術です。人工的に細胞増殖を促進する原理によって予期しないがんの発生を副次的にもたらさないか、などを慎重に確認しながら精力的な研究が進められています。

その中心は京都大学のiPS細胞研究所ですが、ここと全国の医療機関やメーカーが協力することによってさまざまな臨床応用に向けた開発が進められています。

2019年1月現在、治験から臨床使用へという工程で他領域より進んでいるという点では、前述の眼の病気（加齢黄斑変性症）に対する網膜色素上皮シート、重症心不全に対する心筋シート、2018年10月に初の移植がおこなわれたパーキンソン病に対する神経細胞などが知られています。今後、多くの分野で私たち皆がワクワクするような新しい応用が試みられていくことでしょう。

なお、世界的にみると再生医療＝iPS技術ではありません。iPS細胞とES細胞（胚性幹細胞）の研究の活発度を世界の地域別に見ていくと、日本ではiPS細胞が突出して優位に研究が進められているという際立った特徴があります。**「iPS細胞突出型の日本」対「ES細胞を含む研究が並行して動いている海外諸国」**という構図です。

ES細胞とはつまりは受精卵で、どんな臓器の細胞にもなれるという意味においてiPS細胞と近いものなのですが、本来一人の人間になりうる受精卵、しかも他人の受精卵を使用して許されるのかといった大きな倫理的な課題があります。

もちろん、iPS研究もES研究もどちらも巨視的には緒についたばかりですし、今後どの路線がより有望かを予測することは困難です。せっかくよい方向で回っている国家的なiPS熱に水を指すつもりは全くありませんし、iPS細胞技術が日本発の優れた技術であることは間違いのない事実なので、長期的な視点でじっくり時間をかけ大きな研究領域、産業分野に育っていってほしいと思います。

スーパーコンピュータが実現する先制医療

いま、医療や創薬の領域においてスーパーコンピュータを用いたシミュレーション技術、そしてＡＩを利用したビッグデータ情報の活用の試みに注目が集まっています。ここでは応用例として、個人ごとの適合性を見る「パネル検査」が２０１９年中に保険診療で実施可能になると予想され、ぐっと実用が近づいた感のある「ゲノム医療」を紹介しましょう。遺伝子を調べて、効果や副作用の点から適合度が高い薬を選択する技術です。

がん治療でいえば、いまのところ、まだ、がんの種類によっては候補となる薬の数がそれほどなく、せっかくお見合いシステムに入会したけれど条件の合う異性が少ない、といった状況ではあるのですが、今後のがん治療は個別化の方向に向かっていくので、ゲノム医療は不死時代の治療戦略において特に重要なジャンルのひとつです。

私が医師になったばかりの１９８０年代後半には、いまの時代から見ると効き目が不十分な抗がん剤の点滴投与しか手だてがない状況でした。あるとき、いつもは穏やかな先輩医師が、「上水道に毒薬を混ぜるような治療」という表現で、あるがんに特異的に効くわけではない薬を使わざるを得ない状況を嘆いていたのをいまでも思い出します。

そのころと比較すると薬は劇的に進化していますが、それにしても、言うなれば命がけの治療をするのですから、治療法としてどれを選ぶのかは非常に重要です。

もちろん、第1章でも述べたように、抗がん剤は21世紀に入ってから長足の進歩を遂げていて、治療に選べる薬の数も膨大になっています。だからこそ、そのなかから患者の病状や身体状況に最も合致した適切な治療法を選ぶことは大変重要だし、難しいのです。

これは創薬も同様で、ゲノムの配列から病気の情報を読み取り、薬が効くか効かないか、医学的な意味づけをおこなう研究が世界的にも注目されています。

ゲノムの配列の解析は、人間一人ひとりの体質に合ったオーダーメイドの治療に役立ちますし、同様に創薬に対しても同じく良い影響があります。どのような遺伝子変異が創薬の対象かが重要だからです。とはいえ、遺伝子を構成する塩基配列は30億個くらいあり、どういう配列がどのような意味を表しているのか、実際のところわからないことは現状ではたくさんあり、この分野はまだまだ広がりが期待できます。

なお、膨大なゲノムのなかから変異を特定する作業は人の手では2週間以上はかかりますが、ＡＩならわずか数分。たとえば東京大学医科学研究所附属病院の急性骨髄性白血病の再発ケースでは、患者のゲノムを解析した結果、実は慢性骨髄性白血病だと判明し、有効な治療が選択し直せたという事例もあります。

つまり、**人間によるこれまでの診断では見抜けなかったがんを見つけることにも成功**しているのです。

ナノ医療ロボットで体内から治療する世界はくるか？

先述しましたが、２０１４年にオリンパス社が日本で発売を開始したカプセル内視鏡は従来の胃カメラとは異なり、カプセル型の内視鏡を患者が飲み込み、体内から病変を撮影してくる技術です。これをきっかけに、体内に入って治療をしてくれるナノ医療デバイスが注目されています。考えてみれば薬も体内に入って治療してくれるという意味でナノ医療ロボットと概念的には近いのですが、ここではより機器的なものの話をしたいと思います。

実はナノ医療デバイスによる治療は画期的に進んでいるわけではありません、それでも、体内治療を実現している実例も、また、今後のナノデバイスに期待を抱かせる技術開発の例もあります。たとえば、動脈硬化を起こして狭窄してしまった血管にこびりついたコレステロールのかたまりを鋭い刃で削り取ってしまう「ロータブレーター」または「回転性冠動脈アテレクトミー」といわれる技術があります。

ナノ医療ロボットにつながるものとしては、スイス連邦工科大学ローザンヌ校（EPFL）や米国コロラド大学などで進められている、微生物のような小さな機器を入れ込み、体内で治療して戻ってくる技術があります。いまはまだ数ミリくらいの大きさしか実現していませんが、これがナノ単位の大きさになるのは時間の問題です。

カプセル型センサーによる生体からの情報取得によって、健診に相当するようなメディカルチェックを済ませてしまうようなサービスも米国では2017年には始まっています。

微少になった人間が体内に入って治療する『ミクロの決死圏』という古い映画を覚えてらっしゃるでしょうか。あの世界が始まりつつあるのです。

「治さない」けれど治療する

さて、医療イノベーションで「不死」は実現しつつありますが、そもそも「ほとんどの病は治らない」ことは、第1章で述べました。「治らない」病気がある状態でも、その病気が命を奪ったり、心身を苦しめたりしなければ共存ができるのです。

共存のために、苦痛の改善や一時的な症状改善のためにおこなわれる治療を対症療法といいます。たとえば進行性の肺がんで息が苦しいときに、呼吸状態を改善し、痛みを緩和するための治療がそれにあたります。

痛み、というものは、常に人間を悩ませる存在です。その治療の代表は、鎮痛剤や麻薬であり、麻酔科の技術である神経ブロックです。しかし、痛みを緩和する技術はこれらだけとは限りません。たとえば、皮膚をつねってから注射するテクニックは古くから小児科医が子どもに対して使っていた手法です。

　この手法の応用のようなVRを用いて神経障害性疼痛《とうつう》を緩和する製品（カルナラボ社）が世に出されています。VRの手法で段階的に痛みを体験し、合理的に慣れていく、というコンセプトのものです。**人間の心身の反応に関する理論を利用して、自然と痛みを受容し、苦痛を感じなくさせる技術です。**

　また、米クヴェル社が開発したFDA認可の痛み制御装置は、特殊な電極をふくらはぎにとりつけ、皮膚を介して神経を刺激するものです。身体が自然に持つ鎮痛反応を起こさせてくれ、神経パルスが脳に送られます。その結果、内因性オピオイド（患者本人が出す麻薬と類似の物質）が脊椎《せきつい》に放出されて鎮痛作用がもたらされるという仕組みです。

　こういった痛みを緩和するデバイスは今後、不死時代のツールとして有力なものになります。

　以前に病気の9割は治らないと書きましたが、治療のイノベーションが進めば、根治する病気はだんだんと増えていきます。しかし、進歩はそれだけではなく、治すことができない病気があっても、症状を和らげ、平穏な生活を送ることができる技術がこれからも次々と登場するのです。

情報も薬になる

薬が化学的ないし生物学的な方法で人間の病気に対するものであり、医療機器がどちらかというと物理的に対処するものであるのに対し、医療に関する情報は「心に作用するもの」と考えることができます。

このような考え方は昔からあるもので、だからこそ「病は気から」であり、それが「病気」という言葉のもとになっているわけです（中国最古の医書とされる『黄帝内経素問《こうていだいけいそもん》』に、百病は気に生ず［すべての病気は気から生ずる］、とあります）。そこまで遡《さかのぼ》らないとしても、これは私たち現代人の感覚にも近いし、医療情報学の世界ではよく語られる「情報薬」という発想にも通じるものです。

診察室で医師が患者にかける言葉によって劇的な心理的効果をもたらす例はいくらでもありますが、ようやくこのところ、**情報そのものが薬あるいは治療デバイスとして独立**

した製品になる段階になってきています。

たとえば「キュアアップ禁煙」（キュア・アップ社）というアプリは、ニコチン依存症に対する治療アプリとして2017年に治験を開始しています。また、認知行動療法という精神科における手法を用いて不眠症治療をおこなうアプリ、「ヨーン」（サスメド社、ヨーンは欠伸《あくび》という意味です）も2018年に治験を開始しており、これらの治療デバイスが順調にPMDA（医療品等の副作用管理や審査等をおこなう厚労省所管の機関）に申請、承認されれば、2014年に施行された医薬品医療機器等法の定めるプログラム医療機器の単体アプリということになります。

情報やアプリも薬になる時代になってきたのです。

いま注目される「予防」の大切さ

そしていま医学界で重要だと認識されているのが「予防」です。何が病気の原因なのかわからなかった時代は、医師は予防のしようがありませんでした。しかし現在は、分子レベルで何が病気の根本原因なのかがわかってきたので、効果の高い「予防」が可能になってきたのです。

わかりやすい例ではたばこが挙げられるでしょう。国がんの発表では、男性の肺がんの68パーセント、女性の肺がんの18パーセントはたばこが原因とされています。また、直接たばこを吸わなくても受動喫煙によって肺がんのリスクは約1・3倍にも跳ね上がることがわかっています。つまり、たばこを吸わないことは、自分自身だけでなく周囲の人を肺がんのリスクから遠ざけ、予防していることになります。

このような病気の本質を絶ってくれる予防法が可能になってきたのは、せいぜいここ30年のことではないでしょうか。肺がんのように病気の本質がわかっている病はまだほんのわずかで、実際のところ、Aが原因だと思っていたらBだった、Bだと思っていたらその前段階のCが原因だったなどという話はよくあります。

胃がんの主な原因がピロリ菌だった、というのも最近になってわかったことです。

免疫の低下した高齢者が口腔内細菌を多く含んだ唾液を誤嚥《ごえん》することによって引き起こされる「誤嚥性肺炎」の例もわかりやすいでしょう。

肺炎の予防に歯磨きが有効だという話は聞いたことはないでしょうか？　肺炎は高齢者死亡順位の上位を占める疾患ですが、この肺炎の4割強を占める誤嚥性肺炎を減らすため、**要介護高齢者の肺炎対策として歯磨きなどの口腔ケアを徹底した結果、肺炎を減らすことに成功した**という報告があります。

1995年に発生した阪神・淡路大震災では6434人の死者が出ましたが、そのうち圧死や窒息死などの震災による直接の死者は5512人。残り922人は、震災のストレスや生活環境の悪化により発症あるいは病状が悪化して死に至った震災関連死で、そのなかでも肺炎は24パーセント（223人）と最も高い割合を占めました。そしてこの肺炎は、おそらく誤嚥性肺炎であったと考えられています。

歯磨きと全身疾患の関係は次章で詳しく述べますが、この例でも、生活習慣を改善することは病気の予防になることがわかるでしょう。ほかにも、たばこは言うまでもなく、たとえば過度の飲酒は食道がんの明らかなリスクファクターですし、ストレスによる胃痛は胃がんの原因となります。

生活習慣と病気の関係はこのようにこれまでに知られているものだけでなく、もっとたくさんあることが推測されています。この点に注目しているのがライフログとも言えます。

予防ビジネスへの投資は過去最大

米国におけるベンチャー投資動向について述べた提案資料のデータによると、2017年、ヘルスケア関連事業への投資が過去最大になっています。**ヘルスケア領域の投資額は留まるところを知りません。**

その大きな原動力になっているのが予防関連事業への投資です。安倍晋三首相が議長を務める未来投資会議の「予防や健康増進に資する保険外サービスの活性化」と題する資料（2018年4月）にも、予防に関するさまざまな民間企業の参入への期待感が色濃く表れています。

米国でも日本でも、民間における予防ビジネスへの関心は強く、百花繚乱《ひゃっかりょうらん》の様相を呈していいます。もちろんそのなかにはあだ花もあるのでしょうが、AIを含むIT技術の勢いに後押しされ、大きく花開くビジネスも多数出てくると思われます。

列挙し始めればキリがないのですが、いくつかその具体例を示しておきます。

エイベックス社がヒロツバイオ社と共同で提供する技術として、シー・エレガンス(C.elegans)という優雅な名前の線虫が人間に代わってがんの匂いを嗅ぎ分けてくれるエヌノーズというサービスがあります。膵尾部がんや肝内胆管がんなど、発見が困難といわれていた難解ながんの早期発見を可能にしてくれる可能性もありそうです。

また、ＦｉＮＣ《フィンク》テクノロジーズを筆頭として、ドコモヘルスケア社、イーウェル社、ＳＯＮＰＯヘルスケアサポート社、ＤｅＳＣヘルスケア社など各社が機会を窺っているライフログを用いた予防プラットフォームや予防ロジックには、今後の予防を変える切り札が潜んでいるかもしれません。

これらのうちいくつくらいがユニコーン(大成功するベンチャー)として名を成していくのかはわかりませんが、予防というマーケットへの期待感を確実に感じさせるものです。

民間データによる予防

ＩＴの活用でもたらされるイノベーションの恩恵は、「予防」や「先制医療」の分野にも及んでいます。これまで、病気のデータ解析は「こういう患者のこういう検査のデータがあるので、これを解析しましょう」というもので、最初から患者を決めてデータを見ていました。しかし予防や先制医療では、最初から対象を決めずに日々病院に来る患者のデータをすべて総ざらいして解析します。

このような、目的を持って特定の部分だけを切り出したデータではなく、人が意識しないでネット上などに放出しているデータを「行動データ」「属性データ」などと呼び、それらの集積を第3章でも触れたように俗に「ビッグデータ」と呼びます。このデータを蓄積している企業がGAFAあるいはFAMGAと呼ばれる、グーグル（Google）、アップル（Apple）、フェイスブック（Facebook）、アマゾン（Amazon）の4社、あるいはマイクロソフト（Microsoft）を加えた5社です。

民間のビッグデータを解析する意味は何かというと、どのような日常生活を送っている人がどのような病気にかかりやすいのか、そして、どのように病気を食い止めればいいかを解明することです。国がんで始まった先述の「全国がん登録」の取り組みも、このような流れによるものです。

将来起こるかもしれない病気を発症前に予防したり、また、自分だけのオーダーメイドの薬を創ったり、ということも可能になるのです。

ついでながら、ツイッターやフェイスブック、LINEなどのSNSも、医療との相性が良さそうなツールです。

たとえば、ツイッターに乗って語られる「インフルエンザ」という言葉の頻度と急増時期を、自然言語処理（NLP）で分析することによって、インフルエンザの流行を感知したり、花粉症予測をしたのが先駆的な例で、2010年前後からすでに、NLP技術の発達とともに多くの試みがなされています。

また、フェイスブックの本人の投稿からうつ病の可能性を洗い出せるというシステムを米国の大学間グループが発表しています。この他、当直医がSNSで全国の専門医に意見を聞きながら救急対応するサービスも始まっています。

誰にどこまでデータの利用を許容するのかという大きな課題が残ってはいるものの、これらの技術が不死時代の医療に多種多様に取り入れられてくるのは確実です。

こうした本来は医学的データとは言えなかったような、人々の行動データや属性データを医療に利用する流れについては、世界的な視野ではGAFA（ガーファ）あるいは

ＦＡＭＧＡがコトの中心を担うでしょう。

ちなみに、データは所有者（上記企業等）が一義的にその利用を主導していく考えとは別に、欧州などではもともと個人のものであるデータは個人がより中心となるべきであるという対峙《たいじ》する考えもあります。ＥＵが制定したＧＤＰＲというルールに基づいて、ＧＡＦＡに対して制裁金が科されるということも起こっており、差し手争いに予断を許さない面があります。

これら両極端ではない中庸を行き、こういったデータを公共財としてとらえ、社会全体に役立つ「社会的ベネフィット」として育てていこうという考えが優勢になっていく可能性もあります。

デンマークのコペンハーゲン市が、国家を挙げて取り組む環境保全に有効なインフラとして、ビッグデータ解析をおこなえるプラットフォーム構想を提示している例などはそのような将来を暗示しています。データの付加価値、ＡＩによるアービトラージ（サヤ取り）の恩恵をできるだけそっくり社会に還元できるのが望ましいかたちなのだと思います。

なお、この種のデータについて、医療用、非医療用という情報の壁はなくなってきているといえます。２０１９年1月に、医療従事者向けサイトを運営し、日本で最大の医師会員数を要する医師間コミュニケーションツールを持つエムスリー社とＬＩＮＥ社が合同で会社（ＬＩＮＥヘルスケア社）を設立したのも象徴的なできごとです。

21世紀はウェアラブルの時代

ライフログとは、血圧や脈拍、呼吸数、尿量に始まり、食事量やそのバランス、運動量、睡眠、社会的活動などを記録に取ることで、それほど大げさな話ではありません。たとえば、象印マホービンの高齢者見守りサービス「みまもりホットライン」は、無線通信機能を備えた電気ポットを使うことで、遠く離れた場所に住む高齢者がお茶を飲むためにいつ給湯したのかなどの行動を把握できるアイテムですが、これも広い意味ではライフログを取っていることになります。

そしてライフログを取る機械も進化し、腕時計のように手首につけたり、胸ポケットに装着したりするなどして、日常生活に取り入れても邪魔にならないウェアラブルな製品も続々と登場しています。特に、アップルウォッチは2018年秋に登場したアップルウォッチ シリーズ4から、FDAの画期的医療機器申請制度の認可を受けた心電計の搭載により、お墨付きのウェアラブル装置となったことは前に触れました。

この流れを受け、さらに広く詳細なデータを取れるよう、ウェアラブル端末やIoT技術は、もっと進化するでしょう。

なお、2019年2月の段階で見えている技術だけでも多士済々。ざっと挙げるとこんなものがあります。

アップルとともにFDAのデジタルヘルス分野ソフトウェアの事前認証プログラムの初期メンバーでもあるフィットビット社やアイヘルス社のフィットネストラッキングデバイス、ニューラルネットワーク技術を用いて心電図データから高カリウム血症を検知するアライブコア社の「カルディアK ソフトウェア プラットフォーム」、心音を患者本人と医師で遠隔地でも簡便に共有できるエコヘルス社のポケットデバイス「エコ」、胸に貼り付けて心電図をモニターするパッチであるアイリズム社の「ジオ」、靴下やTシャツから運動のログを取れるセンソリア・フィットネス社の「センソリア」などです。

そして、**ライフログをウェアラブルデバイスから入手する試みはすでに多数のプロジェクトで開始されています。**

海外では、生命保険会社のディスカバリー社がウェアラブルデバイスの着用と行動変容による結果に応じて保険料の割引をおこなっている事例などがあります。

国内でも、久山町《ひさやままち》研究（福岡県久山町で長年にわたっておこなわれている大規模な生活習慣病の疫病調査）にDeNA社の技術を応用した「ひさやま元気予報」が知られており、ウェアラブルデバイスから得た年齢、体重、血圧に加えて血糖値等を入力すると、5年後、10年後の糖尿病等の生活習慣病の発症確率や同性同年代の人と比較した発症リスクが天気予報のかたちで表示されます。

大阪府吹田市と摂津市の「健康・医療のまちづくり」北大阪健康医療都市構想の一部として2019年夏に移転する予定の国立循環器病研究センター（以下、国循）も動き始めました。移転のタイミングで国循と民間デベロッパーが連携しておこなうマンションプロジェクトとしてマンションの入居者にウェアラブルデバイスを提供し、その端末から入手したバイタルデータをもとに、自宅のテレビを通じて健康アドバイスや受診アドバイスを提供するという試みをおこなうのです。

ちなみにウェアラブルデバイスからのものではありませんが、国循では約30年前から吹田市の住人の健康データを1年間、2年間という単位で集め、データベース化しています。それによると、この30年間で住人約7000人のうち300人ほどに脳出血あるいは脳梗塞などの危険因子となる「心房細動《しんぼうさいどう》」が起きているそうです。

そして国循のウェブサイトには、生活習慣や健康診断データを入力すると今後10年間のあいだに心房細動が起きる予測確率を表示するデータが公開されていますが、こういう調査では統計の基本となるデータの信頼性が重要となります。

しかし、生活習慣を正確に調べるのは案外に難しいのです。アンケート調査で「お酒を飲む頻度は?」という項目があったら、本当は毎日晩酌していても、ついつい「時々飲む程度」にチェックを入れてしまいませんか? これまで、こういった事実関係については調査委員が時間をかけて調査対象と信頼関係を結ばないと、正確なデータが取れませんでした。それを抜本的に解決するのがウェアラブルデバイスなのです。

他にも、特に老人に多い心筋梗塞や脳血管障害など循環器に由来する病気は、毎日モニタリングすれば「脈拍がおかしいですよ」と警告を出して病院に行くよう促すことができますし、治療が早く始まれば後遺症の恐れも低くなります。

仮に**一人暮らしの人が循環器疾患の悪化により、自宅で倒れたとしても、ウェアラブルデバイスによる見守りで、助かる可能性も高まる**わけです。

ライフログ取得は、ウェアラブル端末だけが主役ではなく、住環境や職場、電車や車などのセンサーも情報取得や媒介をします。いわゆるＩｏＴ技術ですね。

人間側にセンサーがついていればこと足りるように思われるかもしれませんが、データは複数のルートで取って、その一致度を管理して精度を高めることが望まれます。少なくとも人類のデータを本格的に取り始めてからまだ日が浅いので、データの精度の問題以外にも、利用シーンを深堀りしていく意味でも、当面多元的な情報収集が必要です。

センシング技術の発達により、今後は家が住人データを常にチェックすることが期待されています。食事中や入浴中も常に見守り、そこで得たデータを分析して住人にアドバイスを与えたり緊急時には適切な対応をしてくれたりするなら、個人にとっても、たとえば行政にとっても、ログデータの活用はより意味のあるものになります。

また、**予防におけるライフログの重要性は、生活の記録を毎日記録し管理することで自**

分の身体の状態を「見える化」できることです。

私は歩くのが趣味で、自宅まで3時間かけて歩いて帰ったことが過去に何度もあるほどに散歩が好きなのですが、このような毎日の行動を常に歩数計などのバイオセンサーを身につけて管理しています。先述の民間ビッグデータの話ともつながりますが、一見、人の健康や医療とは関係ないと思われる生活習慣のデータのなかにも、医療とつながるような情報が含まれているかもしれないからです。

現在、医療が民間ビッグデータに大きな期待を寄せているのは、まさにその部分です。

人間はまだ起こってもいない未来の病気のために予防する、という意識はなかなか持てないものです。

たとえば皆さんはテレビで見た健康法を毎日続けることはできますか？　最初の3日くらいは続くかもしれませんが、1か月後はどうでしょう？　結局、「予防」とはより良い生活習慣を続けることであり、そのために今週は何キロ歩いた、どのくらいカロリーを消費してどのくらい体重が減ったなどを記録して現状を把握し管理することなのです。

ウェアラブルを用いた自動的なライフログの取得は、この点でも重要です。

精神疾患、あるいは「脳」について

さて、これまでは主として身体的な健康と治療についてお話ししてきましたが、もちろん、精神的疾患、あるいは「脳」という臓器について触れないわけにいきません。たとえば認知症が重要な疾患の一つです。

重度の認知症の人の心の動きが実際のところはどうなのか、たとえ一緒に住んでいても想像することしかできませんが、これまで自力で難なくできたことができなくなったり、他人と話が噛み合わなくなってきたりと、徐々にままならなくなっていく自分に時折気づきながら「死ねない」身体と付き合うのはとてもつらいのだろうと思います。

10年前に母を亡くしたときも、かつて国語の教諭として理路整然すぎるくらいテキパキとしていた面影もなくなり、同時に身体も少しずつ小さくなっていく母を寂しい気持ちで見守っていました。だからこそ、自分自身も、重度の認知症にならないようにできるだけの予防はしたいし、9合目以降の医学の発達に大いに期待したいものです。

2013年にロンドンで開かれた認知症サミットの前後から各国の認知症への取り組みは本格化し、日本でも政府が新オレンジプラン(2015年〜)を主導しています。

もどかしいことに、国際的な製薬会社のいくつかが認知症の原因物質とされるアミロイドβを標的とする認知症薬の10年以上にもなる開発を断念した動きもあり、**認知症の特効薬は2019年1月現在まだめどが見えていません。**

認知症のなかで最も多いアルツハイマー病の発症プロセスとして現在の科学者の共通認識は、発症20年前ぐらいからアミロイドβが徐々に脳内に蓄積し始め、10年ほど経過し、かなり脳内にアミロイドβが蓄積したところで、過剰にリン酸化したタウタンパクが神経細胞内に蓄積し始める。このタウ蓄積の悪影響で記憶障害などが徐々に顕在化する、というもので、つまりは経過が非常に長く、またアミロイドβにすべての責任を押し付けるわけにもいかない感じであることが病気の発見や薬の開発を難しくしているのです。

しかし、2018年にエーザイ社が神経免疫療法という新しいアプローチの拠点を米国に新たにつくり、バイオジェン社と共同で治験中で、結果に期待がもてます。また、同年、英国の民間団体アルツハイマーリサーチUKが3年以内に治療薬、10年以内にワクチンがつくられる、という強気の予測を発表するなど、常に動きはあり、人類の難敵の克服へのたたかいはまだ続きます。

「うつ病」は社会の問題として解決したい

うつ病についても触れておきましょう。うつ病患者は自殺が多いことが知られており、自殺は現代の医療をもってしても制御できない「急死」の一形態でもあるからです。

近年注目されている青少年の自殺も含め、重度のうつ病から引き起こされてしまう自殺は深刻な問題です。

うつ病患者の自殺率が一般の人より高いことは歴然たる事実です。現代医学が避けられない「急死」を引き起こしかねないうつ病を重症化させない努力を、本人や家族や周囲だけに委ねてしまうのではなく、それを防止する社会の仕組みの整備が必要と思われます。

そこまで至らなくても、重度のうつの状態では、ものの見方が否定的になり、自分がダメ人間だと感じられ、普段ならなんでもない課題もこなせなくなり、それが原因でさらに落ち込む、という悪循環に陥ります。健康的な日常が送れなくなってしまいますし、長期化してしまうことはよくありません。近年うつ病の病態はかなり解明されてきて、薬も相当改善されました。しかし、**うつ病に罹患しても医療機関に受診していない人が多いのが実状で、その状態では治療も受けられません。**

明確な理由もなく不安になったり、なかなか寝付けなかったり、食欲がなかったりという初期症状が出たとしても、それがうつ病だとは本人はなかなか気づきません。社会の仕組みに期待するのは、この状態が非常にもどかしいものだからです。

現在の一般的な抗うつ剤は、セロトニンやノルアドレナリンといううつ病に直接関わるとされる物質の代謝経路を標的としているのですが、がん患者の疼痛の治療のために用いられているケタミンという麻薬が最近注目されています。この薬がうつ病に有効らしいとわかったのはわずか数年前のことで、抗うつ剤としての使用を目指して製薬企業が先陣争いをしています。

薬の開発と、社会の仕組みの整備との両輪が揃って、うつ病の問題が解決していくことも9合目以降の大きな課題です。

インフォームド・コンセント過剰社会

うつ病の話に関連して、気になっていることをお話ししようと思います。

というのも最近、患者が医師から、治療を始める前の段階ですごく厳しいことを言われるケースが増えていると思われるからです。新しい治療の話をしてくれるのはいいのだけれど、げんなりするくらいの「但し書き」がつくわけです。

実はメンタルの状態と免疫力が相関関係にあるということは、臨床医にはもはや常識化しています。なのに図らずも医師が患者の気持ちをくじけさせかねない状況があるのです。これは、精神科領域に限った話ではまったくなく、診察室における医師と患者の関係一般に言えることです。

いわく、「効くかどうかは個人差があり、約束できない」「副作用でかえって重篤な状況になってしまう可能性もある」「今回持ち直しても余命は半年に変わりはありません」等々。内容はそれぞれですが、どれも、**患者にとっては、せっかく治療に振り向けた気持ちに水**

を差されてしまう、そういう状況があります。

このような「事前の入念な説明責任」の流れは、何も医療だけではないのかもしれません。たとえば携帯電話の契約のときにでも「クーリングオフ（購入の事後取り消し）はいつまでしか適応されない」「ユーザーの過失で壊れた場合、保証されません」など、日常的にいろいろ聞かされている気がします。

以前はがんの宣告は本人にしない、が常識でした。それが「するべき」となったのは、つまりはがんが治る病気になってきたので本人に治療の選択肢を与えようということです。本人が自己決定権を持つべき、という医学界の流れにも一致していました。ところがそれがゆえに詳細なリスク説明もセットにせざるを得ず、患者のメンタル面を痛めてしまうという難しいジレンマがあるのです。

医療に関しては1964年の「ヘルシンキ宣言」という医療の倫理に関する世界的な合意形成があり、これに基づいて1975年に世界医師会がインフォームド・コンセントという考えを導入し、この時期から次第に、「十分な説明」をすべき、という考えが広がってきました。

私の印象では1990年くらいからその度合いは特に強くなり、ことさらにリスクを強調しているかのように見えるほどに、これからおこなう医療行為について悪い場合もしっかりと予告することがおこなわれていると感じます。もちろん、何につけ米国に追従する日本の医療にあって、20世紀後半に米国で医療訴訟が激増したということが背景にあり、そういう自衛措置が広がったのだと思います。

ちゃんと説明すること自体が悪いという気はありません。しかし、米国の医療訴訟の賠償金支払い件数は1992年から2014年までの14年間に56パーセントも減少したというデータもあり、また日本の医療訴訟は2003年に新件ベースで1000件を越え2004年にピークを迎えたものの、その後減少傾向にあるという事実もあります。どうも羹《あつもの》に懲りて膾《なます》を吹く感がぬぐえないものになっています。

もちろん、ただでさえ忙しい先生方がそのように防衛的になる気持ちは同じ医師としてわからなくはありません。しかし、これは私の持論なのですが、医療機関に行く人はそもそも「通常よりも困っているから行く」わけです。「困っていて来たのだから、必要なリスクは甘受しよう」と思うべきですし、医師側も「困っている人への説明の仕方」というものについて、もっと配慮してしかるべきだと思うのです。

あるお年寄りが病院に行き、「あなたの命を永らえる医療にはこんなにリスクがあるのです、それでもやりますか?」というリスク中心の話を滔々《とうとう》と説明され、治療を受ける前向きな気持ちをすっかり失ってしまった、という話を最近聞きました。こういうことは、インフォームド・コンセントの正しい使い方とはとても思えないのです。

読者の多くは診察で医師の態度を「冷たい」と感じられたことがあるでしょう。自分たち患者はまるでベルトコンベアに乗せられているみたいだと。ただ、これは医師を一方的に責めるわけにもいきません。とにかく「時間がない」という事情があるのです。私も自分が受診するときに結構感じます。知り合いの先生を受診すればそうでもないのですが、忙しいのを知っているのにいつも知人を受診するのは申し訳ないですし。

ともかく、過剰なインフォームド・コンセントを整理することは患者にしっかり向き合う時間をつくることにもつながると思います。

本書でこれまで書いてきたように、不死時代、これからの医療の受け方は当然従来とは大きく変わります。患者側もそうですし医師側も、不死時代の入り口でもう一度、今後の自分のスタンスを考える必要があるのだと思います。

医療イノベーションの最終ゴールとは

これまで「予防」「診断」「治療」の3つのイノベーションを見てきました。では、これらの医療イノベーションによってもたらされる「不死時代」の最終的なゴールとは何でしょう？　それは、「長生き」です。ただし、「日常生活に支障のない長生き」であること。

この本では一貫して、これからはほとんどの人が病気では死なない「不死時代」になると説いていますが、それを踏まえて注目してほしいのは「長生き」の中身と「健康寿命」という概念です。

たとえば90歳まで長生きしたとはいえ、30年間病院でチューブにつながれたまま寝たきりという方もいらっしゃいます。このような人の場合、「健康寿命」は60歳までで終わっているということになります。

この「健康寿命」を考えるうえで知っておきたい指標に、いま医学界で話題になっている**「クオリー（Quality Adjusted Life Years＝QALY）：質調整生存年」**という言葉があります。

単に寿命の長さを問うのではなく、スポーツはできるのか、美味しく食事を取れるかなど、どういう状態ですごせる1年なのかを問う指標で、完全に健康な場合は1、少し調子が悪い場合だと0・8、だいぶ生活に支障が出ている場合は0・2などと設定し、これに生存年数を掛け算して判定します。

たとえば同じ3年でも、完全に健康な場合は3クオリー、少し調子が悪い場合は3×0・8で2・4クオリー、生活に支障が出ている場合は0・6クオリーとなります。これを同じ人の9年間の健康状態だとすると、この人のクオリーは、3クオリー+2・4クオリー+0・6クオリーで6クオリー。つまりこの人は9年のうち、健康で幸せに暮らした期間は6年くらいとなるのです。

これは薬の承認、薬価の算定や、ひいてはそもそも医療制度を設計するうえで、重要な考え方となっています。

たとえば、ある治療をおこなえば70歳まで生きます、おこなわなければ69歳までしか生きられません、1年寿命を延ばすのにいくら払いますか？　となるわけです。

これを「寿命」ではなく、「クオリー」で測るのです。そうすれば質問は少し変わってきます。**「完全に健康な状態である」1クオリーを達成するためにいくら払いますか？**という問いになります。

このように、さまざまな医療技術を経済的妥当性のあるものを優先するかたちで限定して認めていこうという制度がいよいよ2019年から始められる予定で、2019年1月現在、最後の詰めの作業がおこなわれています。

この制度は費用対効果評価ないし医療技術評価（health technology assessment＝HTA）と呼ばれ、1クオリーを増加させるのに必要な追加費用分について「アイサー（増分費用効果比、Incremental Cost-effectiveness Ratio＝ICER）」を使った評価などをおこないます。

これからの不死時代を考えるにあたり、**「健康寿命」と「クオリー」は重要な概念になる**ことは覚えておいてください。個人がそれぞれで意識すべきことではないのかもしれませんが、みんなが長生きするようになった社会をどう運営していくかという視点で見ると、とても重要なものなのです。

「奥君」について

小霜和也

以前、僕は大手術をしました。

ストレッチャーで手術室に運ばれながら、妻が僕に「奥さんに連絡した？　私から電話しとこうか？」と呼びかけるのを聞いて、病棟が凍り付きました。

（こ、この人……奥さんじゃなかったのか……!?）

奥の欠点は紛らわしい名字です。

それを何とかしろと言うのですが、本人は無理だと言います。

小霜家では「奥君」と呼ぶことに決めました。

まあ人として、それ以外に不足している部分は見当たらないのでいいかなと思っています。

肉腫と呼ばれるがんは数あるがんのなかでも珍しいものですが、2013年の秋、そのなかでもさらに珍しい、世界で数十症例しかないと言われる極めて悪性度の高い超レア軟部腫瘍が右そけい部から右腹部、右脚まで広がっているのが国がんで見つかりました。

それまでは大学病院で良性だろうと半年ぐらい放っておかれ、僕もまあたいしたものじゃあないだろうと半分高をくくっていたら、いきなり崖から突き落とされました。

即手術で、その内容は背中から筋肉と皮膚を皮弁移植、大腿神経切断、右大腿動脈を人工血管に置換、リンパ切除、右大腿骨を人工骨頭に置換、右睾丸《こうがん》摘出、と、どれか一つ取ってもエーッとなるようなことを箇条書き的に次々と伝えられ、思考停止状態に。手術予定時間は15時間（そのころやっていた『ドクターX～外科医・大門未知子～』第2シーズン最終回の大手術と同じ時間）。

術後にどれくらい脚が不自由になるのか、感染症リスクの高さ、リンパ浮腫、などいろんな問題を説明されながら、何だか底意地の悪い脚本家が書いたストーリーに突然放り込まれたようで、僕はまずメンタルがやられました。

本当にそこまでしないといけないのかと、高名な大病院でいくつかセカンドオピニオンを受けましたが、さらに絶望感が増しただけで「うちでは右脚切断になります」と言われました。

国がんのカンファレンスでも右脚切断が一番シンプルじゃないかという意見が出たそうですが、主治医は、僕はまだ働き盛りだから、右脚をなくすほうがその後の人生に悪影響があると考え、あえて複雑で厄介なやり方を選んでくれたわけです（その判断にはいまでも感謝しています）。

大学病院の病理で細胞を診ても何だかわからず、外部の病理に調べてもらってもわからないころから奥君にいろいろ相談していたのですが、彼が「これ読んどいてくれ」と肉腫の論文を古い電話帳2冊ぐらい抱えてきた姿はいまでも眼に焼き付いてます。中を見たら全部英語でした……。

入院予定は1か月でしたが、やはり国がんですら難度の高い治療だったのか、途中で感染症にかかって緊急手術するなどもあり、ベッドの上で不安な日々を2か月以上送りました。

毎日のように大小いろんな予想外のことが起き、予想外の不安につきまとわれるのです。

それで毎日のように僕は奥君に連絡を取って、「いま先生がこんなこと言ってたんだけど、どう解釈すればいい？」「ああそれはな、こういう意図だと思うよ」といった彼の言葉を聞いて気持ちを落ち着かせていました。

もし奥君がいなければ僕は精神的に崩壊していたと思います。

もともと彼とは高校の同級生で、彼は東大医学部、僕は東大法学部に進みました。理系と文系ということもあって高校当時は交流はなかったのですが、僕の大病が見つかるちょうど前年に高校のＯＢとして彼は東京、僕は大阪で講演をしたんですね。その打ち合わせで何度か飲むようになって気が合うことがわかり、友人づきあいが始まりました。

天の配剤であろうと思っています。

目から鼻へ抜けるようなロジカルな男ですが、熱い正義感も持ち合わせていて、それがゆえに社会に馴染めないところもありました。

民間企業に移ってからは僕が彼の悩みを聴く側に回ったり。

確実に言えるのは、医療について表層的でない、医療行政から医療現場まで含めた立体的な視点と強い課題意識を持っていること、健康問題に悩む人たちへの優しい思いを持っていることです。

第5章に「リビングデッド」という言葉が登場しますが、あの大病から現在までの6年、僕はリビングデッドにならずにすみました。

ビジネスは病気にかかる前よりも好調となり、広告業界の寵児《ちょうじ》のポジションも得ることができ、自分史上最高の年間売上げも達成しました。

もちろんそこには医療技術の進歩で命を長らえた、ということがあります。

もしあの病気の発見が10年前だったら、僕はおそらくすでにこの世にいなかったでしょう。

しかしそれ以上に、病気や健康というものへの認識について、奥君の言葉によるパラダイムシフトが大きかったように感じます。

そこから残りの人生を前向きにとらえることができるようになったのです。

こんな調査があります。

10年前に自分がファンだった人や物には興味がなくなっているくせに、いまファンである人や物に対しては10年後もそうであり続けることを疑わない、というものです。

いろんな調査が、人間は「いま」の価値観が最終形と思いがちであることを示しています。

自分は10年後も同じ価値観で同じように暮らしているだろうと。

ところが事実として人間はどんどん変わっていきます。

社会も同様に変わっていきます。

人生100年時代は老後が長くなる時代、というイメージは、「いま」が最終形と思いがちなところから来る間違いです。

これまでにまだ人類が体験していない、100年活躍し続ける(し続けなければいけない)時代なのです。

それを支えるのは健康というものの新しい認識です。

僕がお手伝いしている積水ハウスの新事業「プラットフォームハウス」は人生100年時代のための家づくりですが、何をおいてもまず住まい手の「健康」を守らなければ、来たるべき時代にいきいきと活躍できる人生は提供できない、という考えで、健康を管理しアクシデントを防ぐサービス提供から出発します。

来たるべき時代に、人々がどのような人生を歩むことができるか。

これは社会全体で考えるべき課題であり、行政も企業もそこに向けて走り出しています。

あの大病で僕は障害者4級となり、ちょっとここには書けないようないろんなこともあって、患者視点で医療というものについての問題意識を持つようになりました。

奥君がこの本を書くにあたり、それらすべてを彼にぶつけました。

人生まだまだ輝いてやるぞ、というポジティブ思考の方々にとって、この本は価値あるものになると僕は確信しています。

第5章

「リビングデッド」の処方箋

意図せざる私の経歴

ここまで、医療の急激な進歩とこれからの社会について、いま現在かき集められる証拠やデータを使ってできるだけ丁寧に説明してきました。そう、私たちはあと数年もすれば「健康問題」に過度に気を使わなくても、長生きができるようになります。人生100年時代は目前です。

しかしそうすると、今度は別の問題が浮上してきます。「死ねない」時代の到来です。**医療の進歩で得られる長い時間を活躍しながらいきいきと過ごすのか、希望もなく無為に過ごすのか。**序章でも軽く触れましたが、人生100年時代を充実して過ごすには、リンダ・グラットン博士の『LIFE SHIFT』的に表現すれば人生のマルチステージ化、別の言い方をすれば、人生の多毛作化の方法を考えなくてはなりません。

——と書くと、ではこれを書いている筆者はどうなのだ、何か手立ては考えているのか、と思われる読者もいらっしゃるでしょう。私はいまでこそ、医療関連事業や薬事開発のコンサルティングを生業《なりわい》としていますが、キャリアの最初は大学病院の放射線科の臨床医で、紆余曲折《うよきょくせつ》を経て現在があります。時に挫折し、時に意図せず方向転換を迫られる場面がありました。しかし、結果的には多毛作の人生を歩む機会を得られ、また、それを楽しめてもいます。そんな私の来歴を、もう一度説明させてください。

私は、画像に関する研究データは放射線科が仕切っていること、全科にわたる仕事ができ病院のすべての医療に関われるという理由で、東大病院の放射線科で臨床医として働き始めました。25歳のときです。

その後フランスに留学します。分子標的薬の走りであるがんのターゲット療法などを勉強し、34歳で帰国しました。幸い研究費が取れたり、留学先で築いた人脈で研究を続けることができたりして、この研究が終了したら古巣の放射線科の臨床医に戻って生きるのも楽しいかも、と少しばかり楽観的に思っていた時期でもありました。

そのときの放射線科や核医学（放射線を出す元素を診断や治療に利用する分野）の研究をひとまとめにし、医療情報やビッグデータ領域に研究や所属をシフトしたのが40歳。医療情報学分野の造詣を深めていきます。

また当時は一研究者ではありましたが、このころから企業からの事業協力への依頼が増えていきました。と同時に経営を勉強する必要性を感じ、国内のビジネススクールを経て、英国の大学の遠隔教育プログラムで後にMBAを取得します。41歳で医療関連事業に対するコンサルティング会社を設立したあと、41歳から46歳まで保健医療制度研究の寄付講座で東京大学の准教授を務めました。

ほどなく、医療機器開発、地方興隆の命を受けて会津大学先端情報科学研究センター医学・医療クラスターの教授の職に就く機会を得ました。自分としては、これが己のキャリアにおける最終地点のつもりでした。しかし、そうはなりませんでした。

東日本大震災です。

当時、放射線についての間違ったいろいろな情報や噂が飛び交い、現地は混乱を極めていました。私は核医学の専門家という矜持《きょうじ》と信念をもとに、放射線関係の講演会などの活動を開始しました。ところが私のそのような活動は、属していた組織にとっては快くなかったのでしょう。2012年2月、契約解除の通告を受けたのでした。

2013年、50歳になった私は外資系製薬企業に入社し経営企画本部に所属します。医学系の教員に戻る選択肢もありましたが、この機会に、もともとやりたかった医療ビジネスにどっぷりと浸かるため、治験や薬剤使用ルールなどの規制環境が厳しいところに身を置く修業を選んだということです。

その後、**規制科学ビジネス（薬や医療機器の承認プロセス等）**をもう少し深く学ぶために、海外企業向けコンサル会社に転職した後、54歳で医療機器の会社に入社し、国内外を飛び回る生活をしています。

このように自分の人生を振り返ると、意図したわけではないのですが、自分の興味に従って勉強したり行動したりした結果、多毛作の人生100年型の働き方をしていたのだなと感慨深く感じます。

挫折や思いがけない展開に戸惑うこともありましたが、さまざまな体験が私にあらゆる角度からの知見をもたらすことになったことは実に僥倖《ぎょうこう》でした。

いまは60歳になっても、70歳になっても活躍し続けたいと思っています。

どこが人生の折り返し地点なのか

多くの医師をはじめとして、看護師や薬剤師、臨床検査技師など医療職と呼ばれる職業に就いている人、医療の新しい技術や薬を開発する人などが力を合わせ、向上にずっと取り組んできたのが医学の歴史です。

そのような努力が結実した結果、ここにきて、人間が「簡単には死ねない」というある意味自己矛盾的というべき摩訶不思議な問題が私たちの目の前に現れるようになりました。

そして**人間はこれから、生と死という対立する概念のどちらかにあるのではなく、生と死が滑らかに連続するグラデーションのなかにいて人生の長い時間を過ごすことになります。**

すると当然、必然的に社会構造も人生のキャリアパスも変化せざるを得なくなります。

たとえば不死時代に移行してしばらく経つと、3代のみならず4代にわたる世代が平均的に共存するようになります。必ずしも同じ屋根の下で暮らすとは限りませんが、同じ時代を生きるのです。

そして**不死時代では、ともかく人間のゴール年齢は高くなります。**「人間五十年」はもうずっと過去の話で、私たちの人生はもはやそんなところにはゴールはありません。

どうも、私たちは人生の折り返し地点の設定を変えないといけないのです。いや、そもそも折り返し地点という発想自体がおかしいといえるのかもしれません。

これまでの私たちの社会は、20代で世に出て、60歳をめどに社会から引退し、そこから先は余生であると考えてきました。しかし、これはあくまでも現在営まれている社会の維持に便利な世代交代、再生産のルール設定として有用だったにすぎません。今後の不死時代の時間軸における人生のモデルとして妥当であり続けるとは思えないのです。

前述したように、私は50歳のときに図らずもキャリアの大転換を迫られました。しかし、人生100年時代においては50歳なんてまだまだ駆け出し。何しろあと50年も人生が残っているのですから、少なくとも人生のピークを80歳くらいまで引き上げないと辻褄《つじつま》が合いません。

そう、これから迎える不死時代においては、好むと好まざるとにかかわらず、長い長い人生を嫌でも頑張り続けないといけないのです。

そして、そのような不死時代では「生きる」ことについて新たな危機が生じます。それは「リビングデッド（living dead）」の状態になることです。

リビングデッドをあえて定義するとすれば、**「本来ならいきいきと活躍できるはずの人が、人生で自己実現を果たせなくなった状態で延々と生き続けること」**となるでしょうか。

それは、心身が働かなくなり、長い長い人生をどう生きるべきかわからなくなる、目標を失うという状態です。医療が完成に向かうにつれ、そんな人がどんどん増えるはずです。

そして私は、あなたにそうなってほしくありません。

「不死時代」に入るまえに、いまやるべきこと

不死時代に突入する直前であるいま、リビングデッド状態にならないために、どういう

ことに気をつけて生きていけばいいのでしょうか。

私はいまの段階では、**当たり前のように聞こえるでしょうが生活習慣病に注意すべき**だと考えます。第1章でも触れましたが、生活習慣病は、食生活や運動不足、喫煙などの生活習慣が原因で引き起こされる病気の総称で、糖尿病、高血圧、脂質異常症、高尿酸血症などがそうです。

健康診断などで、「血糖値が高い」「コレステロール値が異常」などといった結果が出て、焦った経験のある方もいらっしゃるでしょう。結果が出てしばらくは飲酒や深夜の食事を控え神妙にしているかもしれませんが、これといった自覚症状が現れなかったらまた元の生活に戻ってしまう人がほとんどではないでしょうか。

しかし**生活習慣病が恐ろしいのは、ある日突然発症するのではなく、体重の増加や血糖値・血圧の異常などのわずかな変化から静かに進行し、気がついたら狭心病や心筋梗塞、そしてがんに罹患し、後戻りできない状態になってしまう**ことです。

生活習慣病に気をつけるということは、糖尿病や心臓病などの心配を抱えることなく、健康な心身のまま不死時代を迎えるということです。健康な心身は、健やかに不死時代を迎えるための入場券なのです。

特に、持病に糖尿病がある場合などは、感染症のリスクを高め、手術の創《キズ》の治りも遅くなりますから、突然の手術が受けられなくなることもあります。

生活習慣病に無縁でいることは、突発的な治療を受けられるという意味でも健康に直結します（小霜君が難しい手術を受けることができたのは、健康指標がオールAだったことも大きいでしょう）。

さて、不死時代の恩恵をちゃんと享受するための注意事項、ゴールデンチケットは、ごく簡単に言うと、このようなことに集約されます。

1 死なない意志（死にたくない理由）があること

2 死なないための十分な健康に気配り（不死時代へ入場する努力）をすること

3 不死時代の恩恵が受けられない例外的疾患にかからないこと（運）

これらに尽きるかと思います。もちろん長生きになるのですから、生活が不自由しないように、お金の準備や毎日を充実して過ごすための趣味を見つけるなど、健康以外にも気をつけるべき点はありますが、ここでは心身の健康のための大原則だけに特化します。それらの意味を十分に理解して、楽しい50代、60代、70代……そして100歳代を迎えていただきたいと思っています。

そういう意味では、これからお話しすることは死ねなくなる「ための」準備でもありますが、より重要なのは「『死ねなくなる』になったとき」の準備という要素が強いといえます。

死ねなくなることは、もちろんほとんどの人にとっては素晴らしいことではありますが、それは個々人の努力によるものではなく、そこに到達させてしまうのは、医学の完成です。ある意味で、望まざる人もその地点に連れていかれてしまうのです。

多病息災を楽しむ

まずは不死時代における長生きの心構えを考えてみましょう。

無病息災、という言葉があります。病気にならず元気でいる、これこそが究極の理想状態である、と古人は言いました。けだし名言であると思います。ただし、普通にベッドで寝ていたのに亡くなっていたのが見つかったとか、お風呂場で心臓が止まったまま発見される、といった突然死は、それまで健康問題を抱えていなかったような健啖《けんたん》な人が多いのも事実です。

そして「一病息災」は、一つくらい病気があって、その病気をちゃんとコントロールして悪化しないようにしておけば結局は健康でいられるのだ、という考えです。

さて、不死時代に一病息災はどう発展するのかというと、その姿は、**「多病息災」**であると思います。つまり、**一つだけではなく、さまざまな病的な状態を持ちつつ、これらがどれも生命を脅かすことなく、生命とのあいだに均衡を保っている状態。**どの病気も、宿主である人間を殺してしまうところにまでは到達しないということです。

多病息災時代においては、あなたは、常に自らのなかにいくつかの病的な状況があることを理解しなくてはいけません。

それこそが人間の普通の状態なのだから、何も気に「病む」こともないのです。ただただ自然にそれを受容していればよく、多病がゆえに死ぬことなどないのです。まさに多病息災です。

この病気のどれかを治して病気の数を減らしてやろうと意気込む必要はありません。これらすべての病気と共存して、うまく付き合っていけばいいのですから。「僕んちにいてもいいけど、僕を殺すほどに暴れないでね」と頼んでおけばよいと思うのです。

定期的に診察を受ける

多病息災を実践している例は身近に多数あります。身の回りに、高血圧など薬で体調を管理していて定期的に通院している人はいらっしゃいませんか？　これは病気をコントロールするという意味では非常に良い習慣で、単に持病の診察をしてもらうだけでなく、少し気になる体調不良などを気軽に医師に相談できるので、あなたに現れた兆候を医師が見逃しさえしなければ別の病気を併発していても速やかな処置が可能です。

つまりこれからの多病息災時代を見据えた心がけとしては、定期的な専門家のコンサルテーション、お医者さんの診察を受けることが重要だということです。

あまりに当たり前の話のように思うかもしれません。しかし、医療完成期のいまの段階では、特に重要なのです。

その理由の一つは、医師の質には本来すごくばらつきがあるからです。名医とダメ医者の間の落差は大きく、その実力は一人ひとりそれぞれです。

ここでいうコンサルテーション、アドバイスのできる医者は、必ずしも一般的な意味でいう名医ではありません。あなたに起こる健康リスクを、あなたのケースに特定して考えてくれる「有能なかかりつけ医」と言えばよいでしょうか。

そして、この**「有能なかかりつけ医」は、もう間もなく、AI（人工知能）医師が務めることになるのは確実です。**

実は、個人個人に必要なアドバイスにそれほど多様性はありません。皆さんが思っているよりも、はるかに個別性は少ないものなのです。

診療に必要な情報は人種や年齢や性別に分かれ、同じカテゴリー内では、その人の医学的特徴によって分類されるいくつかのサブカテゴリーで大まかに複数の集団に大別されます。そしてこの集団ごとに、必要な個々のアドバイスの大半は共通しています。第4章に人間の医師による誤診について書きましたが、診断や医療行為における網羅性は、AI医師のほうが確実に上だと思われます。このような仕事にAIは非常に向いているのです。

実力にバラつきのある人間の医師に代わり、網羅性、確実性のあるAI医師が「有能なかかりつけ医」となれば、より良い医師、治療を求めて病院を渡り歩く「ドクターショッピング」もせずにすみます。

実際に2018年の段階で、家のリビングに登場したアマゾン社やグーグル社の御用聞きスマートスピーカーは、どの家庭においてもさして変わらないニーズをてきぱきと捌《さば》いています。健康な人に対する医学的なアドバイスについても、これとまったく同じ状況がもう間もなく現実のものとして提供されます。第4章で紹介した、ネットを通じた自動診断のような世界が日本でも始まるでしょう。

臓器を節約する

さて、これから重要なのは、定期的に専門家のアドバイスを受けた後です。もし健康上の問題が指摘されたら、それをちゃんと守り、物理的な努力をする、ということです。

これを改めて書くことには理由があります。それは、このわずかな努力ができていない人があまりに多いからです。肥満や糖尿病リスクを指摘されても食生活を変えられなかったり、腎臓の機能が落ちてきていると言われても、塩分を控えたり野菜や水分を多くとったりという簡単そうなことが意外とできないものです。

実は医師である私にも、また周囲にいる友人の医師たちにも同じように、このような簡単なことの改善はなかなか難題です。ただ、いま伝えようとしているのは、こと細かに医師（や近い将来のＡＩ医師）の指示にすべて従うべき、ということではありません。重大なアドバイスを逃さないようにする、という心構えの重要性を言いたいのです。

そこで少し視点を変えて、人間の身体の部品は何年もつか、ということを考えてみたいと思います。機械部品などにたとえてみるとすれば、人間の臓器の耐用年数ということです。

これについては、「ほとんどの臓器は50年」というラインだと思います。

なぜかと言うと、まず「立つ」「歩く」といった日常生活のなかの何気《なにげ》ない移動機能が低下するロコモティブ症候群（ロコモ）が50代から増えてくるからです。

また、大動脈弁、僧帽《そうぼう》弁疾患などは50代から増え始め、80代で患者数が激増します。そして、女性の閉経時期の平均が50・5歳であることも、「臓器の耐用年数50年」を示唆しているのではないでしょうか。

50年と聞いて、案外長いと思うか、短いと思うか、それぞれの人によってとらえ方は違うと思います。織田信長が好んで舞った「敦盛《あつもり》」の「人間五十年」というフレーズは、この年数と奇妙に一致します。

先述したようにだめになった臓器をすべて新品と置き換えられればこんな便利なことはないのですが、完全な代替技術はまだそれほどは進んでいません。２０１９年現在、完璧に近いレベルで置き換えられているのは角膜くらいでしょうか。

２０１２年にノーベル生理学賞を受賞した山中伸弥先生の業績であるｉＰＳ細胞の関連研究、臨床試験は着実に成果を収めてきており、この研究の流れをごく先まで予想すると、ある程度多くの数の人間の臓器がｉＰＳ細胞で賄える可能性が十分にあります。しかし、それらの技術の成果をもってしても、**すべての臓器にスペアを用意するという世界の実現にはまだ遠く、生まれ持った重要な臓器を「節約する」ことの価値は重大です。**

とにかく不死時代は暴飲暴食しない、喫煙しない、過度な運動はしない、ストレスはためない、といったことを守って過ごすことが肝要なのです。

歯磨き大事

そして、医師のアドバイスを守ること以外に、毎日心がけていただきたいことがあります。それは口腔《こうくう》衛生、平たく言うと、歯磨きです。

あえてこれを話しておきたいのは、口腔が単に食べることや、美容の点で重要であるだけでなく、**口腔ケアは、生活習慣病のリスクという点において、不死時代における基本的な健康の獲得に大きな影響を及ぼすから**です。

歯科の現場でも、唾液中のヘモグロビンを計測して、生活習慣病の入り口となる口腔内の慢性的な出血などの不健康な状態をいち早く知る試みは、少しずつですが近年広がりを見せています。この技術は今後必ずライフログに取り入れられ、だれもが意識するものになってきます。

医師から見ると、歯を良い状態に保つことは、生活習慣病にならないための血圧や血糖値、コレステロール値の維持とほぼ同じ意味合いを持ちます。

どうしてかと言うと、**歯周病は、動脈硬化などの循環器系の障害や糖尿病に代表される生活習慣病を、そして時として、誤嚥性肺炎、骨粗鬆症《こつそしょうしょう》などをも引き起こす原因となる**からです。

歯周病は、歯と歯茎《はぐき》の境にある歯周ポケットという溝に溜まった細菌のかたまりが原因で起こる慢性の感染症で、初期段階には、歯茎が腫れたり、歯磨きから出血したりという症状が現れます。

問題は、歯周ポケットに溜まった歯周病菌が、腫れた歯茎や傷口の微小な血管から入り込んで血液の流れに乗って全身を巡ることです。歯周病菌の一部が出す毒素が影響して、糖尿病や骨粗鬆症などを引き起こす原因となることが、近年の歯周医学の研究で明らかになりました。さらに、歯周病に限らず、歯の根っこの先にできる根尖《こんせん》病巣がさまざまな病気の根源となるようです。

また、歯周病が進行すると、歯肉だけでなく歯を支えている骨が溶けてなくなってしまい、支えが弱くなって、最終的には歯が抜けて生活に支障が出ます。

歯が抜けたらインプラントにすればいいじゃない、と思われるかもしれませんが、歯を支えている骨がなくなってしまうと、短いインプラントしか使えず、インプラントの「長期間使える」という利点がなくなってしまいます。また、そもそもインプラントは、歴史的には過渡期の技術に見えます。頼り過ぎてはいけないと思います。

ブリッジや入れ歯もメンテナンスをしっかりやらないと、結局は歯周病や虫歯のリスクは消えません。

歯周病や虫歯は、口腔内の歯垢《しこう》やプラークを取り除くだけで避けられます。3か月か4か月おきに歯科医院で歯石除去をしてもらうだけでも歯周病の悪化予防になります。なんだ歯のメンテナンスの話か、などと思わず、これだけで「健康で長生き」の可能性がぐっと上昇すると理解してほしいのです。

少しくらい肥満でもいい

体型について話をしたいと思います。結論的なことを先に掲げると、人間は痩せすぎているより少しだけ太っているほうがよさそう、ということは大分わかってきていますし、医師の間でも次第にコンセンサスを得つつあると思います。

統計学的に、少し太っているほうが長寿であることが示されているデータはいくつもあります。

東北大学公衆衛生学教室が発表した疫学調査研究では、肥満指数であるＢＭＩで分類した「やや太い」（ＢＭＩ25・0〜30・0）の40歳時平均余命が男性40・5歳、女性47・0歳で、やせ（同18・5未満）、普通（同18・5〜25・0）、肥満（同30・0以上）よりも長かったことが示されています。また、同様の結果を10万人の健診データを用いて東京慈恵会医科大学のグループも発表しています。

最近、これを裏付けるかのように、サーチュイン（長寿遺伝子）に対して、ＮＡＤ（ニコチンアミドアデニンジヌクレオチド）という生体に重要な物質を生産し、届ける役目は脂肪細胞が担っているという研究結果をワシントン大学の今井眞一郎教授のグループが提唱し、小太りのほうがよさそうだ、という主張が再び優勢になっている感があります。

それなのに、体型を気にしすぎてダイエットをすることで、別の問題が生じる場合もあります。

たとえば、**糖質制限ダイエット**。ご飯やパンなどの炭水化物を食事から抜くだけなので、試したことのある人も多いのではないでしょうか。

炭水化物の糖分は体内で中性脂肪に変わり、人間のエネルギー源になります。つまりこれは炭水化物を断つことで中性脂肪を減らすダイエットなのです。ここでは深入りはしませんが、この糖質制限ダイエットが、筋力低下や骨粗鬆症のリスクを高めるほか、ダイエットの間接的な影響でトンカツや焼き肉などの脂質の多い食事をすることになった人の血管に悪玉コレステロールが溜まり、脳梗塞や心筋梗塞になるリスクにつながるケースなども報告されています。

世の中にたくさんあるダイエット法について、どれがよい、どれはダメ、などと論評するつもりはないのですが、健康に気を使ったはずのダイエットにより、かえって健康リスクを大きくしてしまうようなことは避けたいものです。

また別の観点から見てみましょう。中年期以降に大きな手術を受ける事態になってしまったと考えてみてください。

術後の回復過程では、ある程度太っている人のほうが一時的な食欲の減退などの生命の危機に対応することができます。このような対応力について、患者の「予備力がある」などという言い方をします。がんなどで長期臥床、食事が十分に摂れない状況で命をつなげるというようなメリットもあります。

もちろん、生活習慣病を引き起こすほど過大な体重は歓迎できません。心筋梗塞、脳出血などの心血管イベントだけに着目すると、やや太いよりも標準以下の体重のほうがよく、循環器の専門医のなかには、ＢＭＩが20を切るくらいには痩せるべき、それによって心疾患リスクは最小化できる、と主張する先生も少なくありませんし、そこに一面の真実はあります。しかし、生活習慣病に関する検査値の異常をボーダーラインとして、それを超えてしまわなければ、むしろ、少し太っているくらいの状態はかえって好ましいと考えられます。

あくまで標準的な指針としては、かつてよく知られた適正体重（現在最もよく使われるものの一つは、22×身長（m）×身長（m）。ＢＭＩ＝22に相当）を少し上回るくらいがよい、と私は考えています。

バランスの良い食事は必要ない⁉

寿命という観点で見ると、必要な栄養素の摂取が簡単におこなえるようになった現代社会では、栄養バランスを考えた食事内容を用意する必要はない、長寿には影響がない可能性が高いと思われます。

そう申し上げると、「健康のために1日30品目食べよう」というスローガンを引き合いに出し、疑問を持たれるかもしれません。

栄養バランスを考えた食事は長寿の秘訣だとよく言われます。この「1日30品目」というのは1985年に当時の厚生省と文部省、そして農林水産省が「健康づくりのための食生活指針」のなかで掲げたもので、調理済み惣菜や加工食品、ファストフードなどを含む外食産業が急成長して偏食が懸念されていた当時の時代背景を反映した目標です。しかし2016年に改定された最新の食生活指針には「1日30品目」の文字はありません。

デパートで30品目サラダが売られて人気を博すなど、いまでも30品目は実践されていますが、**「30」という数字が独り歩きし、それを達成するためにエネルギー摂取過剰になることは問題として指摘されています。**従来は常識だと言われていたことが実は全く誤りだとわかった、という例は多々あることです。

この分野に関しては、生活のログ情報なども合わせて判断できるようになったデータが10〜20年調査されることによって結論が得られてくると思います。

次に、食事を規則正しくとるかどうかについてです。

食事習慣が不規則だと、空腹時に脳が飢餓状態であるという指令を発して、過剰にエネルギーを摂取し太りやすくなるということは皆さんもご存じではないでしょうか。規則正しい食事は、食事に含まれるエネルギーを過剰に摂取しにくくするという点では非常に重要だということが証明されつつあると思います。

ただ、これは食べる量そのものが多すぎてしまう場合、余分に消費してくれるほどに役立つわけではありません。年齢とともに減少する基礎代謝量に見合った食事の摂取量の減少は必要だと思われます。

規則正しい食事と同じように、規則正しい生活は心身のメンテナンスにはそれなりの重要性があると推測されています。

前世紀から、一日に一定の量の太陽光を受けることや生体リズムの維持が重要であると言われ続けていますし、それを否定する根拠を私たちは持っていません。しかし、これが不死時代において重要な健康法であるかというと、私はそうではないという感触を持っています。

なお、ついでに、もう一つ重要な水分の摂取について記載しておきたいと思います。**水分の摂取は臓器の耐用年数を延ばすのに有用です。**ここでは特に、腎臓と血管系に対する効果を述べておきます。

腎臓は血液を濾過し、いらなくなった物質や塩分を尿のかたちで身体から追い出してくれます。つまり身体に必要なものは再吸収してくれる賢い臓器です。この腎臓を通過する血液濃度を薄くすることは、腎臓の負担を減らします。

仮に腎臓の機能がどんどん悪くなると、成れの果ては自力では血液を十分に濾過できず、血液透析や腹膜透析という医療の力を借りなければいけなくなります。

水を飲むことには、血管系への直接効果もあります。加齢により硬くなってくる血管壁への負担を軽減するために、そこを通る血液の濃度を薄くすることにより、血管は長持ちさせることができるのです。

運動はほどほどに

現代人の多くは、運動をしなくてはいけないという意識をとても強く持っていると思います。しかしこれは本当に正しいのでしょうか？　意外に感じられるかもしれませんが、私は、運動自体は実は身体に悪いものだと思います。

運動は人間の身体を構成するパーツに適度な機能の使用を強制し、また、その結果として、エネルギーの消耗をもたらします。また、運動をすることにより、短期的には身体の爽快感、中長期的には勝利や目標タイムの達成などによる充実感を得られるなど、心にとってよい影響も当然あります。

エネルギー消費の効用を考えると、運動は確かに正しいと思われます。しかも、現代社会では、割と普通の生活をしていると摂取カロリーは余り気味になります。ですので、これを適正に消費して余らないようにすることは、非常に理にかなっているのです。

しかし、**必要以上に強い運動を続けることにより、人間の身体のパーツは過度に消費されてしまいます。**このことはマイナスの点が多いのです。

たとえば、横綱まで上り詰めた力士が引退後、中年期の終わりくらいの段階で早く亡くなってしまったり、若いころにサッカーやラグビーなど激しいスポーツの花形選手だった人が、心臓が肥大してしまう状態（スポーツ心臓と呼ばれます）になり、同じく引退後に心肺機能が大きく低下して運動を続けられなくなるような身体状態に陥ってしまうなど、過度のスポーツには長期的に身体へ悪影響を起こしやすいことを示唆する多くの具体例があります。

私には過ぎた強度の運動はむしろ身体に悪く、「ほどほどの運動をだらだらと」やったほうがよいように思われます。そのことにより、必要なエネルギー消費はおこなえる一方で身体パーツの無駄遣いは避けることができます。これは今後、長期の身体機能のログデータや長生きや健康寿命などの解析などによって証明されていくと思います。

ちなみに「ほどほどの運動をだらだらと」とは、たとえば、帰りの通勤電車を一駅前で降りて歩く、2つ上の階、あるいは3つ下の階に行くのに階段を使う、といった日常に取り入れやすい運動のことです。

もちろん、スポーツクラブで楽しくエクササイズする、でも構いません。重要なのは、**膝や腰を壊すほどに一所懸命運動する必要はなく、むしろそれは害悪**だということです。

たとえば、健康のためにジョギングを始めたら、走る喜びにハマって毎日何キロもランニングをし、ついにはフルマラソンに出場するような方もいらっしゃいます。本人が楽しんで走っているのなら他人が言うことは何もないのですが、健康という視点から見ると、身体のパーツを酷使しているぶん健康には悪影響だということです。

最後に、あえて根拠が乏しい話であることを前置きしたうえで書き添えますが、私は、身体の「節約」のためには運動をあまりしすぎないほうがよい、ということと同じように、脳のほうも「節約」が必要な気がしています。

人生50年時代ではなく、90年、100年以上生きる不死時代においての話ですが、脳もだらだらと使い、使いすぎないほうがいいと証明される日が来るかもしれないと思います。

私個人は、いつどんなときでも何かしら考えごとをしていたいくらいに脳の「酷使」が好きなので、もし「脳の節約」が正しいとしたらこれまであまりにも不健康な戦略を採ってきたことになるのですが。少なくとも私たちが認知症の予防のために「あえて脳トレドリルをやる」というようなことは、もしかすると、逆行する不利な行為なのかもしれません。このような可能性さえあるくらいに、認知症、あるいは脳の健康については、わかっていないことが多いのです。

認知症予防についてのエビデンス

認知症であるからといってその人が不幸とは決めつけられませんし、認知症にも軽度から重度まで症状にはグラデーションがあり、どこからが認知症なのかも曖昧です。ただ、いつまでもクリアな脳でいたい、周囲に迷惑をかけたくない、というお気持ちがあれば、何らかの予防策は講じてしかるべきでしょう。

あるプロジェクトで認知症予防についてこの20年に発表された世界中の英文論文のエ

ビデンスレベルを調べたことがあります。その結果、認知症の予防に関する研究はまだ時間が必要な印象で予防策として「これだ」という決定的なものはなかったのですが、**地中海食（不飽和脂肪酸オメガ3とオメガ9が多量に含まれる）、ほどほどの運動、睡眠**などをサポートする論文は多数ありました。

なお、群馬県の中之条町における研究によると、ほどほどの運動とは、1日8000歩以上歩くこと（1万2000歩だとかえって身体に害悪とされています）と、その人の体力に応じた中強度の活動（早歩きなど）が20分以上含まれていることとされています。

また、**何らかのコミュニティで人と関わり続けること**が重要とするエビデンスが複数ありましたが、これは孤立がよくなさそうであるという私たちの生活実感とも合っていると思います。

2017年に開催された「国際アルツハイマー病会議」において医学雑誌『ランセット』の委員会から、世界の認知症発症の35パーセントは9つの生活習慣の改善で予防できる、ということが発表されましたが、そのなかにも「社会的孤立」が含まれていました。

今後、先述した国家的レベルで続けられる特効薬の開発と、日常生活における地道な予防の両方ともが認知症の克服には欠かせないと思われます。

「よいこと」は迷う必要もなく受け入れる

最後に、不死時代における心構えのまとめとして、今後の患者と医師のあり方の話を付け加えておきます。

それは、**折に触れて病院に行くことや、生涯薬を飲み続けることを後ろ向きにとらえるのではなく、「普通のこと」「よいこと」として受け止め、受け入れるという、気持ちのパラダイムシフトが必要**だということです。

最近、血圧が高くなり始めた同世代の友人がいます。降圧剤の服用の是非について訊かれたので、「降圧剤を飲み続けるほうが生命予後がよいことは科学的には決着がついた議論で疑う余地もない」と伝えました。

一病を患った経験もあり、また、話の飲み込みのよいその友人は、さっそくかかりつけの先生のところに行って、「降圧剤を飲みたいんですけど。ええ、一生飲むので全然構わないっすよ」みたいに話したら、非常に驚かれたそうです。「普通の人は『これ、一生飲まなきゃいけないんですか』って嫌がるんで、自分から飲みたがる人を初めて見ました」とその先生は言ったらしい。私はこの話に、今後の理想的患者像を見ることができると思うのです。

不死時代の処世訓として合理的に「よい」と判断したことは深く悩みすぎずに受け入れる、と考えることで、医療への接しかたはずいぶん楽になってくると思うのです。

医師側にも、そのような新しい患者像を推進、支援するような、そういう人物が増えてほしいと思います。過剰なインフォームド・コンセントで患者を挫《くじ》けさせるようなことをせず、また、医師として業務上甘受できるリスクについてもっと鷹揚《おうよう》であってほしいと思います。

そのためには、ＡＩドクターが十分に活躍し、生身の医師との役割分担をして今後の不死時代を盛り立ててほしいのです。

そして、もうひとつ考えておかないといけないことがあります。**医療は「長生きの手伝**

い」はしてくれますが、人生を充実させるための「幸せの面倒」までは見てくれません。

そう、「何のために生きているのか」を考えねばならないのです。

もしあなたに十分なお金があって、全く働かなくてもいい状況だと考えてみてください。あなたは無為な毎日を過ごせるでしょうか？　働くことを奪われた瞬間に老け込んでしまう、ということはないでしょうか？

いや、余生では趣味に時間を費やせばいいから老後に仕事はいらないのだ、というような意見も聞きますが、これとて余生の時間の長さによると思います。

不死時代になって余生という持ち時間が長くなってくると、自己実現を趣味だけで満たすことができる人はむしろ少数派ではないでしょうか。

老人の診察を多くしている友人の医師たちからは、規則的な仕事を引退した後に急に老け込んでしまうようなケースをたくさん見ると聞きます。また、逆説的ですが、ずっと診察の現場に立っている先輩医師の様子を見ると、その診療自体が医師本人の健康法、という感じもするくらいです。

老後のお金のこととは別に、健康と幸せの点においても、「働く」ことをやめることはないと思うのです。

では、私たちは不死時代をどのように生きていけばいいのでしょうか。リビングデッドの対極にあるもの、それはなんでしょう。

私はこれに、「アクティライフ（Actilife）」という造語を当ててみたいと思います。次の第6章ではそのことについて個人的な願いも含めて論じていきます。

第6章

「利己的な自分」からの解放

カラダの健康は、しょせん手段に過ぎない

私たちは何のために健康になりたいのでしょうか。

誰しも人生の目標があり、それに向かって頑張っているわけです。なかには人生の目標などはっきり決めたことはない、何となく生きている、という人もいるかもしれませんが、明確なかたちで意識しているかどうかはともかく、人間が知的な生物であるからには何らかの生きる目標がある場合が圧倒的に多いと思います。

さて、その目標を達成するためには、心身が健康で、持てる能力を十分に発揮して目標達成の確率を上げることが合理的な活動ということになります。何が言いたいかというと、目標があり、その達成の重要な手段として健康があるということです。

別の言い方をすると、たとえ健康であったとしても、ちゃんと目標がなければせっかく健康な状態も宙に浮いてしまい、宝の持ち腐れになってしまうでしょう。

健康オタクという言葉があります。健康であることに人一倍関心がある人のことです。医師をやっていると、こういう方に巡り合う機会はとても多いのですが、そういう方々から、「健康によいことは何でもかんでも取り入れないでは気が済まない」とよく聞きます。テレビのワイドショーの健康特集で紹介されるものはとりあえずすべて試してみるのもこのような方々の特徴です。

これなどは健康づくり自体が目的化しているケースの代表例で、自由になるお金や時間を健康づくりや健康維持にふんだんに注ぎこみ、肝心の人生の目標は置き去りにされています。

そういう状態になってはまさに本末転倒で、健康であることの価値は限られてしまいます。不死時代においては、80歳や90歳で健康なのは普通のことで、そこに特別な価値はないのですから。

ただただ健康のみを生き甲斐にすることは、目標なくただ生きているだけ、つまりリビングデッドの状態と同等と言ってもいいでしょう。

今後、健康寿命が80年以上になってくると、目標の立て方は大きく変わってきます。これまでの時代以上に、長い時間をかけて達成していくような持続型の目標が重要になってくるということです。健康はあくまで手段に過ぎません。健康を目的化しないことが大切だと思います。そして、不死時代において私が気になっていることがひとつあります。

ココロは不死時代についていけるか

不死時代における重要なポイントは、「カラダ」と「ココロ」のバランスが不死時代を通じて保証できるかどうか、ということでもあります。

カラダ（身体）は十分に不死に耐える状況になってきているのに、ココロ（気持ち）がついていかないと、人間にはとてもつらいことになるかもしれません。つまり、リビングデッドの状態に陥りやすいともいえるのです。

これはどこかマリッジ・ブルーを連想させます。結婚が決まったのにココロがついていかず、成田離婚（って、いまもあるのでしょうか）してしまう。あるいは五月病もそうですね。新しい家庭、学園生活や仕事にココロがついていかない。どうやら人間には顕在意識より も潜在意識（無意識）のほうが後から追いつくようで、よくある喩えですが、潜在意識は大型客船のようなもので急に進路を変更しようとしても難しいと。

さて、大型客船のように時間がかかるのは認めたうえで、ココロが不死時代についていく準備はどうすればいいのかです。

人類にとって「死に慣れる」ということは長いあいだ重要な課題でした。一部の宗教はしばしばその拠り所になってきたと思います。そして、そのような努力にかかわらず、これまで医療は死なないことを保証してくれないこともあり、死を意識の外に追いやる実践は誰にとってもうまくいくことではありませんでした。

ところが、医療が完成する不死時代になると、この点は一気に解決します。それは非常に素晴らしいことですが、今度は、逆のことが必要になっていきます。**「不死に慣れる」というココロの準備に時間をかける必要があるのです。**

というのも、「死ななくなること」には、人間を困惑させる面があるようなのです。

それは、人間がもともと持つ死に対する願望と反するからです。19世紀末の心理学者フロイトは、この願望を「タナトス」という言葉で表しました。人間に限らず生物の多くは自分の遺伝子（子孫）を残し、育て、立派に成長すれば死ぬことを宿命づけられています。不死時代はそのサイクルをちょっとおかしくするものともいえます。

人間がもともと生きてきた自然のなかではなく、「不自然な」現代社会に暮らせるように身を慣らしてきたように、不死時代にココロを慣らすのも時間がかかることのように思えるのです。

ところで、このように死から自由になった人間が、自分の意思で早く店じまいをすることは可能なのでしょうか。これからの不死時代と切り離せなくなるであろう「安楽死」の現状について見てみたいと思います。

死のタイミングを選べれば、それはもう「死ではない」

いまの段階で私がまだ予測をつけきれないのは、「積極的に死ぬ」という選択肢が個々の人間に与えられるような時代が来るのかどうかです。そう、安楽死、です。

惜しくも2019年上半期の芥川賞受賞を逸しましたが、古市憲寿《ふるいちとしのり》さんの『平成くん、さようなら』は死の自由をテーマにした小説で、未来の死をどう考えるべきかの意識が若い世代にも根づいてきているように感じられます。ここでは心身の死のタイミングの話に直接的な影響がある、安楽死や自殺について考えておきたいと思います。

欧州や米国ではこういった議論を先取るかたちで、安楽死を認める国や州が少しずつ増えています。2019年1月現在、スイス、オランダ、ベルギー、ルクセンブルク、カナダ、オーストラリア（ビクトリア州、2019年7月施行）、そして、韓国と米国で安楽死は合法です。米国では、ワシントンDC、カリフォルニア州、オレゴン州、バーモント州、ワシントン州、コロラド州、ニューメキシコ州、モンタナ州（判例による）および2019年1月に新たに認められたハワイ州で該当します。

豪ビクトリア州の安楽死合法化と呼応して、同国の自殺幇助《ほうじょ》推進組織が「サルコ」という3Dプリンターで作成できる安楽死装置を開発しました。これはカプセル型のロケットの操縦席のような密閉された構造のもので、ボタンを押すとコックピット内に液体窒素が充満し、瞬時に人間が生きていけない5パーセント程度の酸素濃度になり、酸欠によって死をもたらすものです。
このような自助的な自殺幇助機器は、スタイリッシュであればなおさら自殺を美化する、という批判があることを言い添えておきますが、今後の安楽死動向を考えるうえでとても重要な動きです。

実際、安楽死という言葉の意味は歴史的な流れのなかで少しずつ変わってきています。20世紀までの安楽死は、もう病気を克服できないことが揺るがせなくなった人が、単にベッドの上でたくさんの管につながれて生き永らえるのを自ら拒否し、命を終えることを選択することを指していました。

生き永らえるのが本人にとって幸せとは限らないような重篤な病状になってしまった患者であっても、必然的に救命されてしまうという点は、医療の発達が副次的にもたらす大きな問題であるのは確かです。しかしそのことはいったんおいて、ここで考えている安楽死は、もっと積極的な広い概念で、まだ元気なうちに死を選ぶことができる、という意味の安楽死です。

つまり、**人生において自分がなし遂げたいことをすべて終えてしまい、もうそろそろ人**

生を終わらせたい、という種の積極的な選択としての死が許されるかどうか、です。

人によっては、これからやりたいことと経済状況との比較において、死を選ぶということもあるのかもしれません。どちらにしても、死を積極的に選ぶという行為はいまよりももっと私たちの身近なものになり、常にそういう選択肢の存在を意識する状況になってくると思います。

そこまでは確実だと思われますが、そういう安楽死アタリマエの状況を制度として明確に許容するのか、そこはオブラートに包んだままにするのか、という問いが社会に突きつけられることになると思います。

考えてもみてほしいのです。今後、死は、いままで私たちが見聞きして理解しているつもりであった死と、根本的に異なるものに変容します。

つまり、死は単に与えられる存在としての「死」ではなく、私たちが選択する対象になるのです。 これからの人類、そして個々の人間は、この「新しい死」の概念とつきあっていかなければならないのです。

医学が進歩した結果、死はもはや不意にやってくるものではなくなり、原則的に予想される状態でゆっくり来るものになります。

かつては人間の命を奪ってきた感染症や多くのがんなどが克服され、心臓や全身の血管に由来する突然の事態でさえ死を引き起こすまでに獰猛なケースが極端に少なくなり、これからは、**人の死が「不慮」や「急なお迎え」の設定で演じられることは少なくなり、死は「予定されたゆっくり進行する状態」という性質を強く帯びていきます。**

医師の目から見るといまの時代はすでにそうなっているのですが、皆さんの目にも同じ景色が見えるのにそう長くはかかりません。それよりもカラダの不死が実現してしまい、ココロが不死の時代とどう向かっていくか、という問題を、私ももう少し考え続けたいと思っています。

アイデンティティの再構築が必要

「身体が動かないから、自力のみでは自由に生きられない。でも、だからと言って、死ぬこともできない……。私はこれからずっと、周りに迷惑をかけて生きながらえることになってしまうのだろうか」

医師として、また、著者本人が中年から老年期（昔の意味の！）に入りつつある人間として、この問いを投げられることがよくあります。

さて、そもそもの問題として、人間は果たして他人に迷惑をかけずに生きていけるものなのでしょうか。否、そんなことはないでしょう。

子育ての場面ではよく躾《しつ》けとして、他人《ひと》さまに迷惑をかけないように、などと子どもに言いますが、人間は生まれたときから、そして成長して社会に出てからもずっと誰かと関わって生きているわけですから、本人が自覚しているかどうかに関係なく、誰かに必ず迷惑はかけているのでしょう。インドでは日本と違って「お前は人に迷惑かけて生きているのだから人のことも許してあげなさい」と子どもに教えるそうです。

迷惑をかけるという思いの中心は、自分の身の回りのことができなくなってくることだと思います。しかし、今後、テクノロジーが生活の質の問題を劇的に解決してくれます。

また、メガネをかけている人が障害者として扱われないのと同様に、これからは義足や人工心臓を使っている人も障害者として扱われなくなってきます。

現にパラリンピック選手の記録はオリンピック選手のそれを追い抜きつつあります。さらに言えば、寝たきりや難病などで外出が困難な人が積極的に活動できるようになる未来ももうすぐやってきます。

実際2018年末に、店員がすべて遠隔操作ロボットの「オリヒメ - D」というカフェが2週間の期間限定で試験的にオープンし、話題になりました。オリィ研究所が開発したこのロボットを操作するパイロットとして雇用されたのは、すべて筋萎縮性側索硬化症（ALS）や脊髄性筋萎縮症（SMA）などで移動が困難な方たちです。

視線を動かしてロボットを操作し自らのアバター（分身）とし、接客や配膳を担当するというもので、2020年の東京オリンピック・パラリンピックに向けて常設店がつくられたり、企業で採用を目指したりしているそうです。身体が不自由でも、自分の分身のロボットが社会活動をおこなうことで役割を得られるようになるのです。

また、多くの障害者の社会活動にとって最も高いハードルは「通勤」なのですが、アバターはこの問題も解消してくれます。このように、身体的理由で社会との関わりが絶たれるという事態は、これから段々と解消されていくことでしょう。

さて、ロボットなどのテクノロジーが人間の行動の助けとなることが当たり前になり、あらゆる人の社会参加が可能になる不死時代においては、**目下、障害ととらえられているものは、その意味で障害ではなくなる**ことが予想されます。

加えて「健康で長生き」が当たり前となるので、「健康であることだけ」に対する満足感や達成感は減少するでしょう。そのような世界においては、「健康であること」以外の**持続的な充足感や生きがいの形成、アイデンティティの再構築が必要**になってくると思うのです。

「死」が遠のいていく時代にあっては、「どのように生きるか」に争点が移ることになるのです。2018年に『漫画 君たちはどう生きるか』（原作・吉野源三郎／漫画・羽賀翔一）というコミックが200万部を超える大ヒットを遂げたのもその予兆のように見えます。

今後、生や死というもののとらえ方が大きく変わるなかで、人間のココロをそこについていけるようにしないといけません。

先ほど大型客船の例を出しましたが、「早めに舵を切る」に尽きると思います。マリッジ・ブルーや五月病を避けるコツは早めに「自分はもう結婚してるんだ」「自分はもう社会人なんだ」と思い込むことなんですね。そうすれば、実際に生活環境が変わっても潜在意識は追いついてきてくれるというわけです。

あなたもいまから「もう不死時代は始まってるんだ」ぐらいに思い込んでおくのがよいでしょう。

では、ココロが何とか追いついたとして、不死時代において私たちはどのように生きれば多幸感を得られるのでしょうか。

これからの生存戦略

人間は、どんなときに生きることの充足感を得ることができるのでしょうか。それを考えるために、一度、ここまで述べてきたことを振り返ってみます。

まず、医学が進歩した結果、不死時代では人間は少なくとも100歳まで死なない、ということがわかってきました。そして死は不慮にやってくるのではなく、「予定されたゆっくり進行する状態」でもたらされるものになっていきます。

仮に60歳で仕事を辞めたとしたら、残り40年の「余生」を生きなければなりません。そのためこの章では、長すぎる人生を過ごすために持続的な目標を持つ必要性を述べてきました。つまり、どんなことで自分を満たすか、を設計しなければならないのです。

ただし、何回も書いているように「健康」を目標にすることは無意味です。なぜなら不死時代では生命を脅かす不安要素がなくなり、「健康で長生き」が当たり前になるからです。自己満足で終わる行為は、目標とするには足りません。これからは「健康格差」はなくなり、**「充足格差」**が生まれるのではないかと思います。セルフケアの必要性がなくなってできた余力を、何か別のものに振り向けなくてはいけないのです。

定年退職したお父さんが、何をしたらいいのかわからず、すっかり腑抜けになって活力がなくなってしまうという話はよく聞きます。家族のために働くという役割がなくなり所属していた会社からも離れて肩書きが外れてしまうと、自分をそれまで支えていた土台が崩れていくような感覚に陥るというのです。

そのような事態にならないように、趣味を持とう、地域ボランティアに参加しよう、などといったことがよく言われますが、それは、趣味や地域ボランティアに参加することで、人との関わりが生まれ、楽しいという気持ちや充足感、社会への帰属意識が醸成され、孤立感からも解放されて、気持ちが前向きになるからです。

つまり、長い人生を送るうえで、人との関わりや社会への帰属感は極めて重要なのです。微力ながらも役に立ち、心理的な居場所があるという実感がなければ、心は虚《うつ》ろになるばかりです。心理的ライフラインの欠乏は、自己保存欲の喪失を意味します。

人間は孤立には耐えられない

ここで、私の仮説を提示します。いろいろな心の悩みや社会課題の根源は何なのか。それは**「利己的な自分」への違和感**ではないでしょうか。

いわゆる人間の「本能」は狩猟採集時代にほとんどが形成されたと考えられていますが、当時の人々は100人ほどのコミュニティをつくって天敵に立ち向かっていました。そこから追い出されることは、すなわち死を意味しました。

この心性はいまでも私たちのなかに残っており、いじめと言えばハブ（村八分）ですし、刑罰として独房が存在するのは、人間にとって独りになるのが精神的に苦痛だからです。

逆に社会のなかで存在感を得られているとき、つまり、利他的な自分でいられるときに、人間は多幸感を得ます。これは人間に限らず、サルが他者を毛繕いしてノミ（厳密にはシラミという説もあります）を取る行為もそうですし、吸血コウモリが自分が吸った血を他者に分け与えることなどもそうです。**多くの動物は利他的な行動で互いが生存する確率を上げるようにできているのです。**利己的になりすぎると、この点が損なわれてしまいます。

利他的なつながりが途切れた状態で理解者もなく一人でいることを「孤立」と言います。似たような言葉に「孤独」がありますが、孤独は、一人きりでいるときの気持ちを指しているだけで、たとえその状態に寂しさを感じていたとしても、ここにいない誰かと心理的につながってさえいれば、一人ぼっちであることの不安はありません。最近の言葉でいうと「ぼっち」でしょうか。必ずしも悪い意味、ということもない使われ方です。

そして社会的な動物である人間は「孤独」には耐えられますが、「孤立」には耐えられないのです。**医師の力でも、「孤立」からくる「死にたくなる気持ち」を覆すことはできません。**

つまり、過去、現在においても不死時代においても最も避けなければならないのは、孤立することなのです。

孤立の医学的問題点

認知症予防のところでも述べた社会的な孤立の害悪については、2015年に英文誌『心理科学展望（Perspectives on Psychological Science）』に載った、米国のブリガムヤング大学のジュリアン・ホルト・ランスタッド教授のグループが発表したレビュー論文（さまざまな論文をまとめて知見を整理するタイプの論文）が有名です。その論文では、社会的孤立の問題点を明らかにして話題になりました。

加えて2017年に同じ著者が『公的政策と高齢化雑誌（Public Policy & Aging Report）』という雑誌に寄稿した論文で、社会的な孤立が、肥満や運動不足、大気汚染よりも身体に悪い、ということを再度述べたうえで、**社会的孤立が病気の発生率そのものを増加させていて、その増加傾向は今後も続く**、ということを科学的に明らかにしているのです。

孤立の害悪に関するエビデンスはこれだけにとどまりません。「独居は高齢者の早期死亡を14パーセント増加させるが、これは個人の社会経済状況が悪い場合の早期死亡増加率19パーセントに匹敵するくらい悪い数字だ」という論文も別の著者により2014年に出されています。

この種のエビデンスは、列挙していくとそれだけで一章がつくれてしまうくらいあるのですが、少なくとも、社会的孤立の問題は単なる精神論ではない、ということは改めて強調しておきたいと思います。

利他的なつながりを失うことは健康を失うことに直結するのです。

アクティライフ

では、長すぎる人生で孤立することなく生きることの充足感をより高いレベルで満たし維持するには、どうすればいいでしょうか。

私は本書を執筆するにあたり、そのことについて随分と考え続けてきましたが、最終的にたどり着いたのは、活動的に、「利他的」に生きる、という考え方でした。「リビングデッド」の対極、いわば「アクティライフ」です。

利他的活動とは、たとえば電車内で障害者や妊婦さんに席を譲ったり、街や海岸のゴミ拾いのボランティアをしたりといったことです。「ＢＯＳＡＩ」はすでにグローバルで通用する言葉になっていますが、被災地支援の防災団体に登録しておくのもいいでしょうし、東京オリンピック・パラリンピックのボランティア団体に加わるのもいいでしょう。

なあんだ、結局、そんなこと？　確かに席を譲ってあげれば感謝されるかもしれないけれど……と思われるかもしれません。しかしもう少し話を聞いてください。私は決して、優等生のような生活をしましょうと言いたいわけではありません。

芥川賞作家で思索家として知られる平野啓一郎さんは、周囲の誰かから見て、自分のことをよい存在だと認めてもらえること自体が自分という存在のためにプラスに働くのだ、と論じています。

そう、他人の評価、つまり他人の内なる部分にこそ、自己も存在しうるのです。そう考えていくなら、**利他的と利己的という一見対立して見える2つのものは、実はお互いに補**

い合う関係にあるのではないでしょうか。

私自身の経験からも言えます。震災後、原発からの放射線拡散に関する情報の少なさと当時毎日流されていた福島の映像は、ふと私を我に返らせました。なぜなら私の専門は「放射線科」、なかでも放射性物質を扱う「核医学」だったのですから。

私にはやるべきことがある。そう思って、福島県の小中学校や高校などに依頼されるままに放射線に関する講演を繰り返し、それが原因で、立場の異なる大学を辞することになってしまいましたが、私はこのときの顛末にいっさいの後悔はありません。これも利他的な行動がココロを高める例であると思います。

では、このような利他的活動は最近始まったことなのでしょうか。実はそういうわけではないようです。

北海道南西部の入江貝塚というところで1960年代に発見された縄文時代の15体ほどの成人の骨のうち1体が障害を持っていたらしいことがわかり、詳しく調べたところ、若いときに、当時においてはひとりきりでは生き永らえられそうにない、小児麻痺という病気になっていたと推測されました。

これが何を意味するかというと、障害を持ったこの人を周囲が見捨てず、互助的に生活の面倒を見ていたということです。つまり、縄文時代にも利他的活動はおこなわれていたのです。

これは先述のように人間を含む社会的動物がそもそも持っている本能であり、その実施がメンタル面、ひいてはフィジカル面の向上につながるようにできているからと考えられます。

なお人類学者のスタファン・リンデベリ博士がパプアニューギニアで調査したところ、先進国で暮らす人々よりも狩猟採集民のほうが健康であるという結論に至っています。

つまり人間コミュニテイは太古から互助社会だったのであり、その社会において誰かの役に立っていること、すなわち、**利他が果たせてなければ、それはひいてはその個人を孤立させます**。前項に書いたように、孤立は社会的存在である人間には「害悪」です。そうして、孤立した個人は、群れから社会的恩恵を受けることなく、衰退していくしかなかったのです。

そして、人間に経済的自己と社会的自己の二面性があることは、これまでさまざまな心理学の実験でわかっています。

誰かに働いてもらうとき、多くの場合、低賃金よりも無料のほうがモチベーションが高まるといわれています。つまり人間は経済的自己（＝利己的自己）から社会的自己（＝利他的自己）への変身スイッチが入ることが往々にしてあるわけです。

これも場合によっては利己的活動のほうがココロの状態が向上することを人は潜在的に知っているからと言えるでしょう。

なお行動経済学では、人々が利他的に行動する程度のことを「社会的選好」といいます。伝統的な経済学は「個人は自らの利益のみを動機として行動する」と仮定していましたが、それでは利他的活動である被災地ボランティアや募金などの経済行動を説明できませんでした。そのような現実と仮定のズレを説明するために導入されたのが「個人は他者の利益や行動も考慮する」と考える社会的選好というわけです。


また、これからは資産の多様化が始まると言われています。

多様化のなかで新たに顕在化するものに**「信用資産」**というものがあります。わかりやすい例を挙げれば、ＳＮＳのフォロワー数などですが、ネット上の言動や行動、リアル世界における当人の利他的な行動や反社会的な行動が、その人の信用スコアとして一元管理されていくわけです。

現在、そのような動きの急先鋒は中国で、信用スコアとクレジットカードの与信枠が連動するどころか、スコアによって医療サービスを優先的に受けられるかどうかが決まる、ということさえ始まっています。

公的医療制度が医療の中心にある日本では、信用スコアによる医療サービス差別がにわかに始まるとは思えませんが、世界の潮流として、利他的でない人は何かと暮らしづらい社会になっていくのは間違いのないところでしょう。

豊かな人生を取り戻すために

では、なぜ私たちの多くは利他的な生き方ができないのでしょうか。そこには「時間」が大きく関係してくると思われます。

寿命がほどほどの長さしかなく人生の成否が短期勝負であったころ、経済的な自己を優先することは、ある意味必然であったと思われます。幸せの享受とお金の相関関係が高かったからです。

ただしそれは、時間に追われながらお金を稼ぐ自転車操業的な経済活動でした。

しかし、「健康で長生き」が当たり前になる不死時代においては、人生の成否は長期勝負となり、時間の感覚がこれまでとは異なってくるはずです。

日本では依然として、多くの人が自己投資する時間もなく働くことを余儀なくされ、まして利他的な行為に割く余裕などなくなって、「これは本当の自分ではない」「ここではないどこかへ行きたい」と悶々《もんもん》とした生活を送ってしまっているように思います。

しかし、寿命の問題が遠ざかっていけば、「時間」ができます。

人生多毛作とは、いろいろな職種で働き続けることだけを意味するのではなく、いったん立ち止まって自分が本当にやりたいことに向けて学習したり自己投資をしたりする余裕が与えられるということをも指しています。不死時代をうまく使えば、経済的にも心理的にも豊かな人生を享受することができるはずです。

人間本来のあるべき姿に立ち戻り、利己的自己から利他的自己の優先、というシフトができれば、それは健康寿命につながると考えられます。

またその利他化が人生を豊かにし、それが健康寿命を延ばし……という正のスパイラルが始まるということです。

繰り返しになりますが、21世紀に生きる私たちにとって、かつて人間がしてこなかった利他的行為を突如として新たにおこなおう、ということではなく、「利他」は縄文人まで遡っても、社会の構成員として生きる人間の行動原理に基づく自然なことであり、自然にできるはずなのです。「時間」さえあれば。

人間の時間を大きく奪ったのは「農耕」であると言われています。狩猟採集の縄文時代は時間の余裕がかなりあったようで、もしかすると弥生時代以降の人々はじわじわと利己的になっていったのかもしれません。

不死時代はいままで失われてきた「時間」を取り戻す時代ともいえます。

医師の視点から見ても、一個の生活者の視点から見ても、「不死時代」の生き方として、太古の昔から連綿とつながる人間の遺伝子に従って利他的行為を実践する「アクティライフ」がよいと私は確信しています。

最後に、死を意識しなくなる不死時代が到来するといっても、忘れてはいけないことがあります。年齢の変化による「時間感覚」についてです。

聞いたことがある方も多いと思いますが、ジャネーの法則と呼ばれるものがあります。19世紀フランスの思想家であるポール・ジャネーが示したものですが、1日や1年の長さの実感値は、それまでに生きていた時間の長さに反比例する、というものです。

つまり、20歳の人の1年と比較して、40歳の人の1年は倍の速さ、60歳の人の1年は3倍の速さで過ぎ去ってしまうのです。別の言い方をすると、40歳では6か月で20歳のときの1年が過ぎ去り、60歳では4か月で1年が過ぎ去ってしまうのです。これは、少なくとも私自身の時間感覚には非常に合致しています。

小学校のときは永遠のように思われた夏休みの40日も、いまは実感としてあっという間です。私は毎週土曜日にテニスをしているのですが、その90分がハードなせいもあるのか、なんだか昨日終わったと思ったテニスの土曜日がまた巡ってきた、みたいに感じることが頻繁にあります。

そういう時が経つのをどんどん早く感じる現象に名前がついていることをずっと知らなかったのですが、フランス人と他愛ない雑談をしているときにその話が出て、ほぅー、と思ったものです。なにせ彼らは日ごろから「人生は死ぬまでの時間つぶし」みたいなドキッとすることを平気で言うので。まあどのくらい本気なのかわかりませんが、いつ仕事しているのかわからないような彼らが言うと、何というか、納得感はあります。

さて、この法則を元にちょっと電卓で計算してみると、面白いことがわかりました。**50歳から100歳までの50年は、20歳のときに換算すると13・9年にすぎません。**あくまで「実感が14年」というだけで、長さはちゃんと50年ありますけれども。

不死時代だからといって、死が永遠に遠ざかってしまう感覚になる、というわけではないように思えます。

古代に生まれたラテン語に「メメント・モリ」という言葉があります。「死を忘れるな」といった意味の警句です。

死が待ち受けているからこそ、いまの生が輝くのだ。そんな価値観が私たちには太古から確かに備わっていて、それはそれで素晴らしいものであると思います。糖尿病や高血圧で人生観が変わる人は少ないけれど、がんで余命宣告されることによって人生観がガラッと変わる人は多い、とも言われます。

ただ、「メメント・モリ」はローマ時代には「いまが楽しければいいのだ」という刹那的なニュアンスも含んでいました。いまが楽しければ明日はどうなろうと構わない、がよくないのと同様に、死を意識しなくなることで目的なく何となくダラダラ生きる、もまたよくないと思うのです。

不死時代は長い人生を正しく見つめることによって生を輝かせる、そんな時代になることを私は願っています。

おわりに

死ぬことを忘れるからこそ

「死ぬ」ということの意味は大きく変わってきました。これまでのように、ある日突然、身体の健康上の問題で人生の計画が大きく狂い、急な終末を迎えるような事態は、今後起こりにくくなるのです。まさに「Die《ダイ》革命」です。

不死時代には、死の存在が目先のものではなくなり、完全に忘れることができるからこそ、これまでと違った生き方ができる、ということについて改めて考えてみてほしいのです。

ここで一つのキーワードになるのは、「じっくり」でしょうか。

そのあたりは人によって違う面もあると思うので、いま結論を一つに絞り込むことは考えていません。でも、死ぬことが前提でなく、むしろ、やりたいことを完遂するまで、自分の持ち時間が完璧にコントロールできるのだ、と思えば、人生設計に幅が広がることは間違いないのです。**思いがけず命を奪われることなく、自分の人生に納得して最期を迎えることができるのです。**

『DIE HARD（ダイ・ハード）』という映画がありましたが、これからの私たちはまさに、なかなか死なないダイ・ハードな人生の主役をそれぞれ長期間演じていくのです。

第3〜4章では、2019年初頭の段階で見えている医療に関する最先端技術を総論的、各論的に述べました。特に各論部分については、これらの個別要素技術がこの先順調に開発が進行し、ゆくゆくは使われる技術として定着していくのか、あるいは何かの理由で頓挫《とんざ》してしまうのかわからない面があります。もちろん、知り得る限りの情報と、医学的、科学的な考察のもとに将来的にも正しいと考えられるものを厳選して伝える努力は怠りませんでした。

世の中には、科学的論争の状況や技術や理論の実行を取り巻く環境などから考えても、どうにも分があるとは思えないものをことさらに固執して主張し続ける人は一定数存在します。そういう人の声が大きく発言力があったりすると、信じてしまう人も多く、科学のためにならないという好ましくない状況も起こります。がんは原則的に放置して治さなくてよいという考え方とか、再現性が一向に証明されなかったＳＴＡＰ細胞とか、さまざまな例が思い浮かびます。

私はこの本で、そういうものとは明確に一線を画した情報発信をしようと考えました。それが専門家としての矜持であると信じるからです。

なお、本文で、これからはほとんどの医師がいらなくなる、と書きました。私自身も医者だというのに、自分でも、身も蓋もない表現だと思います。

今この瞬間にも全国津々浦々の病院で懸命に患者と向き合っている先生方に

は本当に頭が下がりますし、その重要性はこれからも変わらないと思うのです。しかし、**人間の力とテクノロジーの力、その相乗効果で患者のいきいきとした人生を長く支えていく、そしてベースに人間としての熱さがある、そんな医師像がこれからは求められるはずです。**

ぜひいま活躍中の医師や、医者を目指す若い人たちに、革命後の時代の活躍の方法をそれぞれに考えてもらいたいと願っています。そういう思いもあって、あえてそのような表現を使いました。

また、この本では「心の病気」として、うつ病や認知症などについて述べていますが、精神疾患全体を系統的に触れてはいません。これらは他の領域と比べてみると、薬や医療機器が目下果たしている役割はまだまだ小さめです。解明が進んでいないことも理由の一部だと思われます。もちろん心の病気を看過していいわけはありません。9合目以降のブレークスルーに期待して、観察し続けたいと思います。

最後に、この仕事を成し遂げるのに数々の助言をいただいた先生方にお礼を申し上げます。

百瀬敏光先生、渡辺俊明先生、久保淑幸先生、絹川弘一郎先生、野口千明先生、森兼啓太先生、熊倉嘉貴先生、佐藤次郎先生、関根 威先生、谷田川聡也先生、前田恵理子先生、原 聖吾先生、荒瀬陽一先生、中村 裕先生、いろいろとご教示いただきまして、本当にありがとうございました。これからもどうぞよろしくお願い致します。

また、増井慶太さん、髙山雅行さん、斉藤憲司さん、佐藤正晃さん、太田 宏さん、髙田裕章さん、田中慎一郎さん、勝田敏彦さん、髙田義弘さん、小西康雄さん、野村広之進さん、小比賀信裕さん、岸本悠子さんに感謝申し上げます。

時間のない編集作業に十分な力を注いでいただいた三輪謙郎さん、本多いずみさんには深く感謝しております。

マイペースな夫、そして父を常に見守ってくれる妻と二人の娘に。あなたたちに支えられてこの本ができました。ありがとう。

そして何より、魂を削るように没頭し、この本を成り立たせることに絶大なる協力をくれた小霜和也君に最大の敬意とお礼の気持ちを表したいと思います。ありがとう。

なお、この本のタイトルも彼と門下生のコピーライター諸氏が丁寧かつ斬新に考えてくれました。

本書で示してきた新しい時代の生き方に必要な知識と実践をよすがにすれば、人類にとって未経験の「死なない時代」を、前向きに、楽しみつつ過ごすことができるのではないでしょうか。

奥 真也［おく・しんや］

医師、医学博士。経営学修士（MBA）。1962年、大阪府生まれ。大阪府立北野高校から東京大学医学部医学科卒。英レスター大学経営大学院修了。専門は放射線医学、核医学、医療情報学、医療ビジネス論。東京大学医学部附属病院放射線科に入局後、フランス国立医学研究所（INSERM）に留学、東京大学医学部附属病院22世紀医療センター健診情報学講座准教授、埼玉医科大学総合医療センター放射線科准教授、会津大学先端情報科学研究センター教授などを務める。東大時代は特定健診制度の制度設計にも携わる。その後、ビジネスに転じ、製薬会社、薬事コンサルティング会社、医療機器メーカーに勤務。埼玉医科大学総合医療センター客員教授。創薬、医療機器、新規医療ビジネス等に造詣が深い。

Die《ダイ》革命《かくめい》
医療完成時代《いりょうかんせいじだい》の生《い》き方《かた》

2019年3月5日　第1刷発行

著者　奥《おく》 真也《しんや》
発行者　佐藤 靖
発行所　大和《だいわ》書房
東京都文京区関口1-33-4　〒112-0014
電話　03（3203）4511

装丁　上田宏志［ゼブラ］
本文DTP・図版制作　株式会社明昌堂
本文印刷　厚徳社
カバー印刷　歩プロセス
製本所　小泉製本

ISBN978-4-479-78442-5

http://www.daiwashobo.co.jp